MW01205331

# MEDICATION
## LOG BOOK

## Personal information

Name : _____

Phone : _____

Address : _____

_____

## Emergency Contact

Name : _____

Phone : _____

Address : _____

_____

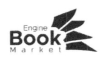

# Essential Contacts

## Doctor's information

Name : _____

Phone : _____

Address : _____

_____

## Pharmacist's information

Name : _____

Phone : _____

Address : _____

_____

## Other Contacts

Name : _____

Phone : _____

Address : _____

_____

Name : _____

Phone : _____

Address : _____

_____

Name : _____

Phone : _____

Address : _____

_____

Name : _____

Phone : _____

Address : _____

_____

## Notes

_____

_____

_____

_____

_____

_____

_____

_____

# Medication Log Book

Week Starting : _____          Week Finish : _____

| Medication<br>& daily dosage | Time | Mon | Tue | Wed | Thu | Fri | Sat | Sun |
|---|---|---|---|---|---|---|---|---|
| | a.m. | ☐ | ☐ | ☐ | ☐ | ☐ | ☐ | ☐ |
| | a.m. | ☐ | ☐ | ☐ | ☐ | ☐ | ☐ | ☐ |
| | p.m. | ☐ | ☐ | ☐ | ☐ | ☐ | ☐ | ☐ |
| | p.m. | ☐ | ☐ | ☐ | ☐ | ☐ | ☐ | ☐ |
| | a.m. | ☐ | ☐ | ☐ | ☐ | ☐ | ☐ | ☐ |
| | a.m. | ☐ | ☐ | ☐ | ☐ | ☐ | ☐ | ☐ |
| | p.m. | ☐ | ☐ | ☐ | ☐ | ☐ | ☐ | ☐ |
| | p.m. | ☐ | ☐ | ☐ | ☐ | ☐ | ☐ | ☐ |
| | a.m. | ☐ | ☐ | ☐ | ☐ | ☐ | ☐ | ☐ |
| | a.m. | ☐ | ☐ | ☐ | ☐ | ☐ | ☐ | ☐ |
| | p.m. | ☐ | ☐ | ☐ | ☐ | ☐ | ☐ | ☐ |
| | p.m. | ☐ | ☐ | ☐ | ☐ | ☐ | ☐ | ☐ |
| | a.m. | ☐ | ☐ | ☐ | ☐ | ☐ | ☐ | ☐ |
| | a.m. | ☐ | ☐ | ☐ | ☐ | ☐ | ☐ | ☐ |
| | p.m. | ☐ | ☐ | ☐ | ☐ | ☐ | ☐ | ☐ |
| | p.m. | ☐ | ☐ | ☐ | ☐ | ☐ | ☐ | ☐ |
| | a.m. | ☐ | ☐ | ☐ | ☐ | ☐ | ☐ | ☐ |
| | a.m. | ☐ | ☐ | ☐ | ☐ | ☐ | ☐ | ☐ |
| | p.m. | ☐ | ☐ | ☐ | ☐ | ☐ | ☐ | ☐ |
| | p.m. | ☐ | ☐ | ☐ | ☐ | ☐ | ☐ | ☐ |
| | a.m. | ☐ | ☐ | ☐ | ☐ | ☐ | ☐ | ☐ |
| | a.m. | ☐ | ☐ | ☐ | ☐ | ☐ | ☐ | ☐ |
| | p.m. | ☐ | ☐ | ☐ | ☐ | ☐ | ☐ | ☐ |
| | p.m. | ☐ | ☐ | ☐ | ☐ | ☐ | ☐ | ☐ |
| | a.m. | ☐ | ☐ | ☐ | ☐ | ☐ | ☐ | ☐ |
| | a.m. | ☐ | ☐ | ☐ | ☐ | ☐ | ☐ | ☐ |
| | p.m. | ☐ | ☐ | ☐ | ☐ | ☐ | ☐ | ☐ |
| | p.m. | ☐ | ☐ | ☐ | ☐ | ☐ | ☐ | ☐ |

# Notes

# Medication Log Book

Week Starting : ———————————          Week Finish : ———————————

| Medication & daily dosage | Time | Mon | Tue | Wed | Thu | Fri | Sat | Sun |
|---|---|---|---|---|---|---|---|---|
| | a.m. | ☐ | ☐ | ☐ | ☐ | ☐ | ☐ | ☐ |
| | a.m. | ☐ | ☐ | ☐ | ☐ | ☐ | ☐ | ☐ |
| | p.m. | ☐ | ☐ | ☐ | ☐ | ☐ | ☐ | ☐ |
| | p.m. | ☐ | ☐ | ☐ | ☐ | ☐ | ☐ | ☐ |
| | a.m. | ☐ | ☐ | ☐ | ☐ | ☐ | ☐ | ☐ |
| | a.m. | ☐ | ☐ | ☐ | ☐ | ☐ | ☐ | ☐ |
| | p.m. | ☐ | ☐ | ☐ | ☐ | ☐ | ☐ | ☐ |
| | p.m. | ☐ | ☐ | ☐ | ☐ | ☐ | ☐ | ☐ |
| | a.m. | ☐ | ☐ | ☐ | ☐ | ☐ | ☐ | ☐ |
| | a.m. | ☐ | ☐ | ☐ | ☐ | ☐ | ☐ | ☐ |
| | p.m. | ☐ | ☐ | ☐ | ☐ | ☐ | ☐ | ☐ |
| | p.m. | ☐ | ☐ | ☐ | ☐ | ☐ | ☐ | ☐ |
| | a.m. | ☐ | ☐ | ☐ | ☐ | ☐ | ☐ | ☐ |
| | a.m. | ☐ | ☐ | ☐ | ☐ | ☐ | ☐ | ☐ |
| | p.m. | ☐ | ☐ | ☐ | ☐ | ☐ | ☐ | ☐ |
| | p.m. | ☐ | ☐ | ☐ | ☐ | ☐ | ☐ | ☐ |
| | a.m. | ☐ | ☐ | ☐ | ☐ | ☐ | ☐ | ☐ |
| | a.m. | ☐ | ☐ | ☐ | ☐ | ☐ | ☐ | ☐ |
| | p.m. | ☐ | ☐ | ☐ | ☐ | ☐ | ☐ | ☐ |
| | p.m. | ☐ | ☐ | ☐ | ☐ | ☐ | ☐ | ☐ |
| | a.m. | ☐ | ☐ | ☐ | ☐ | ☐ | ☐ | ☐ |
| | a.m. | ☐ | ☐ | ☐ | ☐ | ☐ | ☐ | ☐ |
| | p.m. | ☐ | ☐ | ☐ | ☐ | ☐ | ☐ | ☐ |
| | p.m. | ☐ | ☐ | ☐ | ☐ | ☐ | ☐ | ☐ |
| | a.m. | ☐ | ☐ | ☐ | ☐ | ☐ | ☐ | ☐ |
| | a.m. | ☐ | ☐ | ☐ | ☐ | ☐ | ☐ | ☐ |
| | p.m. | ☐ | ☐ | ☐ | ☐ | ☐ | ☐ | ☐ |
| | p.m. | ☐ | ☐ | ☐ | ☐ | ☐ | ☐ | ☐ |

# Notes

# Medication Log Book

Week Starting : ——————————          Week Finish : ——————————

| Medication & daily dosage | Time | Mon | Tue | Wed | Thu | Fri | Sat | Sun |
|---|---|---|---|---|---|---|---|---|
| | a.m. | ☐ | ☐ | ☐ | ☐ | ☐ | ☐ | ☐ |
| | a.m. | ☐ | ☐ | ☐ | ☐ | ☐ | ☐ | ☐ |
| | p.m. | ☐ | ☐ | ☐ | ☐ | ☐ | ☐ | ☐ |
| | p.m. | ☐ | ☐ | ☐ | ☐ | ☐ | ☐ | ☐ |
| | a.m. | ☐ | ☐ | ☐ | ☐ | ☐ | ☐ | ☐ |
| | a.m. | ☐ | ☐ | ☐ | ☐ | ☐ | ☐ | ☐ |
| | p.m. | ☐ | ☐ | ☐ | ☐ | ☐ | ☐ | ☐ |
| | p.m. | ☐ | ☐ | ☐ | ☐ | ☐ | ☐ | ☐ |
| | a.m. | ☐ | ☐ | ☐ | ☐ | ☐ | ☐ | ☐ |
| | a.m. | ☐ | ☐ | ☐ | ☐ | ☐ | ☐ | ☐ |
| | p.m. | ☐ | ☐ | ☐ | ☐ | ☐ | ☐ | ☐ |
| | p.m. | ☐ | ☐ | ☐ | ☐ | ☐ | ☐ | ☐ |
| | a.m. | ☐ | ☐ | ☐ | ☐ | ☐ | ☐ | ☐ |
| | a.m. | ☐ | ☐ | ☐ | ☐ | ☐ | ☐ | ☐ |
| | p.m. | ☐ | ☐ | ☐ | ☐ | ☐ | ☐ | ☐ |
| | p.m. | ☐ | ☐ | ☐ | ☐ | ☐ | ☐ | ☐ |
| | a.m. | ☐ | ☐ | ☐ | ☐ | ☐ | ☐ | ☐ |
| | a.m. | ☐ | ☐ | ☐ | ☐ | ☐ | ☐ | ☐ |
| | p.m. | ☐ | ☐ | ☐ | ☐ | ☐ | ☐ | ☐ |
| | p.m. | ☐ | ☐ | ☐ | ☐ | ☐ | ☐ | ☐ |
| | a.m. | ☐ | ☐ | ☐ | ☐ | ☐ | ☐ | ☐ |
| | a.m. | ☐ | ☐ | ☐ | ☐ | ☐ | ☐ | ☐ |
| | p.m. | ☐ | ☐ | ☐ | ☐ | ☐ | ☐ | ☐ |
| | p.m. | ☐ | ☐ | ☐ | ☐ | ☐ | ☐ | ☐ |
| | a.m. | ☐ | ☐ | ☐ | ☐ | ☐ | ☐ | ☐ |
| | a.m. | ☐ | ☐ | ☐ | ☐ | ☐ | ☐ | ☐ |
| | p.m. | ☐ | ☐ | ☐ | ☐ | ☐ | ☐ | ☐ |
| | p.m. | ☐ | ☐ | ☐ | ☐ | ☐ | ☐ | ☐ |

# Notes

# Medication Log Book

Week Starting : _____     Week Finish : _____

| Medication & daily dosage | Time | Mon | Tue | Wed | Thu | Fri | Sat | Sun |
|---|---|---|---|---|---|---|---|---|
| | a.m. | ☐ | ☐ | ☐ | ☐ | ☐ | ☐ | ☐ |
| | a.m. | ☐ | ☐ | ☐ | ☐ | ☐ | ☐ | ☐ |
| | p.m. | ☐ | ☐ | ☐ | ☐ | ☐ | ☐ | ☐ |
| | p.m. | ☐ | ☐ | ☐ | ☐ | ☐ | ☐ | ☐ |
| | a.m. | ☐ | ☐ | ☐ | ☐ | ☐ | ☐ | ☐ |
| | a.m. | ☐ | ☐ | ☐ | ☐ | ☐ | ☐ | ☐ |
| | p.m. | ☐ | ☐ | ☐ | ☐ | ☐ | ☐ | ☐ |
| | p.m. | ☐ | ☐ | ☐ | ☐ | ☐ | ☐ | ☐ |
| | a.m. | ☐ | ☐ | ☐ | ☐ | ☐ | ☐ | ☐ |
| | a.m. | ☐ | ☐ | ☐ | ☐ | ☐ | ☐ | ☐ |
| | p.m. | ☐ | ☐ | ☐ | ☐ | ☐ | ☐ | ☐ |
| | p.m. | ☐ | ☐ | ☐ | ☐ | ☐ | ☐ | ☐ |
| | a.m. | ☐ | ☐ | ☐ | ☐ | ☐ | ☐ | ☐ |
| | a.m. | ☐ | ☐ | ☐ | ☐ | ☐ | ☐ | ☐ |
| | p.m. | ☐ | ☐ | ☐ | ☐ | ☐ | ☐ | ☐ |
| | p.m. | ☐ | ☐ | ☐ | ☐ | ☐ | ☐ | ☐ |
| | a.m. | ☐ | ☐ | ☐ | ☐ | ☐ | ☐ | ☐ |
| | a.m. | ☐ | ☐ | ☐ | ☐ | ☐ | ☐ | ☐ |
| | p.m. | ☐ | ☐ | ☐ | ☐ | ☐ | ☐ | ☐ |
| | p.m. | ☐ | ☐ | ☐ | ☐ | ☐ | ☐ | ☐ |
| | a.m. | ☐ | ☐ | ☐ | ☐ | ☐ | ☐ | ☐ |
| | a.m. | ☐ | ☐ | ☐ | ☐ | ☐ | ☐ | ☐ |
| | p.m. | ☐ | ☐ | ☐ | ☐ | ☐ | ☐ | ☐ |
| | p.m. | ☐ | ☐ | ☐ | ☐ | ☐ | ☐ | ☐ |
| | a.m. | ☐ | ☐ | ☐ | ☐ | ☐ | ☐ | ☐ |
| | a.m. | ☐ | ☐ | ☐ | ☐ | ☐ | ☐ | ☐ |
| | p.m. | ☐ | ☐ | ☐ | ☐ | ☐ | ☐ | ☐ |
| | p.m. | ☐ | ☐ | ☐ | ☐ | ☐ | ☐ | ☐ |

# Notes

# Medication Log Book

Week Starting : ———————          Week Finish : ——————

| Medication & daily dosage | Time | Mon | Tue | Wed | Thu | Fri | Sat | Sun |
|---|---|---|---|---|---|---|---|---|
| | a.m. | ☐ | ☐ | ☐ | ☐ | ☐ | ☐ | ☐ |
| | a.m. | ☐ | ☐ | ☐ | ☐ | ☐ | ☐ | ☐ |
| | p.m. | ☐ | ☐ | ☐ | ☐ | ☐ | ☐ | ☐ |
| | p.m. | ☐ | ☐ | ☐ | ☐ | ☐ | ☐ | ☐ |
| | a.m. | ☐ | ☐ | ☐ | ☐ | ☐ | ☐ | ☐ |
| | a.m. | ☐ | ☐ | ☐ | ☐ | ☐ | ☐ | ☐ |
| | p.m. | ☐ | ☐ | ☐ | ☐ | ☐ | ☐ | ☐ |
| | p.m. | ☐ | ☐ | ☐ | ☐ | ☐ | ☐ | ☐ |
| | a.m. | ☐ | ☐ | ☐ | ☐ | ☐ | ☐ | ☐ |
| | a.m. | ☐ | ☐ | ☐ | ☐ | ☐ | ☐ | ☐ |
| | p.m. | ☐ | ☐ | ☐ | ☐ | ☐ | ☐ | ☐ |
| | p.m. | ☐ | ☐ | ☐ | ☐ | ☐ | ☐ | ☐ |
| | a.m. | ☐ | ☐ | ☐ | ☐ | ☐ | ☐ | ☐ |
| | a.m. | ☐ | ☐ | ☐ | ☐ | ☐ | ☐ | ☐ |
| | p.m. | ☐ | ☐ | ☐ | ☐ | ☐ | ☐ | ☐ |
| | p.m. | ☐ | ☐ | ☐ | ☐ | ☐ | ☐ | ☐ |
| | a.m. | ☐ | ☐ | ☐ | ☐ | ☐ | ☐ | ☐ |
| | a.m. | ☐ | ☐ | ☐ | ☐ | ☐ | ☐ | ☐ |
| | p.m. | ☐ | ☐ | ☐ | ☐ | ☐ | ☐ | ☐ |
| | p.m. | ☐ | ☐ | ☐ | ☐ | ☐ | ☐ | ☐ |
| | a.m. | ☐ | ☐ | ☐ | ☐ | ☐ | ☐ | ☐ |
| | a.m. | ☐ | ☐ | ☐ | ☐ | ☐ | ☐ | ☐ |
| | p.m. | ☐ | ☐ | ☐ | ☐ | ☐ | ☐ | ☐ |
| | p.m. | ☐ | ☐ | ☐ | ☐ | ☐ | ☐ | ☐ |
| | a.m. | ☐ | ☐ | ☐ | ☐ | ☐ | ☐ | ☐ |
| | a.m. | ☐ | ☐ | ☐ | ☐ | ☐ | ☐ | ☐ |
| | p.m. | ☐ | ☐ | ☐ | ☐ | ☐ | ☐ | ☐ |
| | p.m. | ☐ | ☐ | ☐ | ☐ | ☐ | ☐ | ☐ |

# Notes

# Medication Log Book

Week Starting : —————————          Week Finish : —————————

| Medication & daily dosage | Time | Mon | Tue | Wed | Thu | Fri | Sat | Sun |
|---|---|---|---|---|---|---|---|---|
| | a.m. | ☐ | ☐ | ☐ | ☐ | ☐ | ☐ | ☐ |
| | a.m. | ☐ | ☐ | ☐ | ☐ | ☐ | ☐ | ☐ |
| | p.m. | ☐ | ☐ | ☐ | ☐ | ☐ | ☐ | ☐ |
| | p.m. | ☐ | ☐ | ☐ | ☐ | ☐ | ☐ | ☐ |
| | a.m. | ☐ | ☐ | ☐ | ☐ | ☐ | ☐ | ☐ |
| | a.m. | ☐ | ☐ | ☐ | ☐ | ☐ | ☐ | ☐ |
| | p.m. | ☐ | ☐ | ☐ | ☐ | ☐ | ☐ | ☐ |
| | p.m. | ☐ | ☐ | ☐ | ☐ | ☐ | ☐ | ☐ |
| | a.m. | ☐ | ☐ | ☐ | ☐ | ☐ | ☐ | ☐ |
| | a.m. | ☐ | ☐ | ☐ | ☐ | ☐ | ☐ | ☐ |
| | p.m. | ☐ | ☐ | ☐ | ☐ | ☐ | ☐ | ☐ |
| | p.m. | ☐ | ☐ | ☐ | ☐ | ☐ | ☐ | ☐ |
| | a.m. | ☐ | ☐ | ☐ | ☐ | ☐ | ☐ | ☐ |
| | a.m. | ☐ | ☐ | ☐ | ☐ | ☐ | ☐ | ☐ |
| | p.m. | ☐ | ☐ | ☐ | ☐ | ☐ | ☐ | ☐ |
| | p.m. | ☐ | ☐ | ☐ | ☐ | ☐ | ☐ | ☐ |
| | a.m. | ☐ | ☐ | ☐ | ☐ | ☐ | ☐ | ☐ |
| | a.m. | ☐ | ☐ | ☐ | ☐ | ☐ | ☐ | ☐ |
| | p.m. | ☐ | ☐ | ☐ | ☐ | ☐ | ☐ | ☐ |
| | p.m. | ☐ | ☐ | ☐ | ☐ | ☐ | ☐ | ☐ |
| | a.m. | ☐ | ☐ | ☐ | ☐ | ☐ | ☐ | ☐ |
| | a.m. | ☐ | ☐ | ☐ | ☐ | ☐ | ☐ | ☐ |
| | p.m. | ☐ | ☐ | ☐ | ☐ | ☐ | ☐ | ☐ |
| | p.m. | ☐ | ☐ | ☐ | ☐ | ☐ | ☐ | ☐ |
| | a.m. | ☐ | ☐ | ☐ | ☐ | ☐ | ☐ | ☐ |
| | a.m. | ☐ | ☐ | ☐ | ☐ | ☐ | ☐ | ☐ |
| | p.m. | ☐ | ☐ | ☐ | ☐ | ☐ | ☐ | ☐ |
| | p.m. | ☐ | ☐ | ☐ | ☐ | ☐ | ☐ | ☐ |

# Notes

# Medication Log Book

Week Starting : _____          Week Finish : _____

| Medication & daily dosage | Time | Mon | Tue | Wed | Thu | Fri | Sat | Sun |
|---|---|---|---|---|---|---|---|---|
| | a.m. | ☐ | ☐ | ☐ | ☐ | ☐ | ☐ | ☐ |
| | a.m. | ☐ | ☐ | ☐ | ☐ | ☐ | ☐ | ☐ |
| | p.m. | ☐ | ☐ | ☐ | ☐ | ☐ | ☐ | ☐ |
| | p.m. | ☐ | ☐ | ☐ | ☐ | ☐ | ☐ | ☐ |
| | a.m. | ☐ | ☐ | ☐ | ☐ | ☐ | ☐ | ☐ |
| | a.m. | ☐ | ☐ | ☐ | ☐ | ☐ | ☐ | ☐ |
| | p.m. | ☐ | ☐ | ☐ | ☐ | ☐ | ☐ | ☐ |
| | p.m. | ☐ | ☐ | ☐ | ☐ | ☐ | ☐ | ☐ |
| | a.m. | ☐ | ☐ | ☐ | ☐ | ☐ | ☐ | ☐ |
| | a.m. | ☐ | ☐ | ☐ | ☐ | ☐ | ☐ | ☐ |
| | p.m. | ☐ | ☐ | ☐ | ☐ | ☐ | ☐ | ☐ |
| | p.m. | ☐ | ☐ | ☐ | ☐ | ☐ | ☐ | ☐ |
| | a.m. | ☐ | ☐ | ☐ | ☐ | ☐ | ☐ | ☐ |
| | a.m. | ☐ | ☐ | ☐ | ☐ | ☐ | ☐ | ☐ |
| | p.m. | ☐ | ☐ | ☐ | ☐ | ☐ | ☐ | ☐ |
| | p.m. | ☐ | ☐ | ☐ | ☐ | ☐ | ☐ | ☐ |
| | a.m. | ☐ | ☐ | ☐ | ☐ | ☐ | ☐ | ☐ |
| | a.m. | ☐ | ☐ | ☐ | ☐ | ☐ | ☐ | ☐ |
| | p.m. | ☐ | ☐ | ☐ | ☐ | ☐ | ☐ | ☐ |
| | p.m. | ☐ | ☐ | ☐ | ☐ | ☐ | ☐ | ☐ |
| | a.m. | ☐ | ☐ | ☐ | ☐ | ☐ | ☐ | ☐ |
| | a.m. | ☐ | ☐ | ☐ | ☐ | ☐ | ☐ | ☐ |
| | p.m. | ☐ | ☐ | ☐ | ☐ | ☐ | ☐ | ☐ |
| | p.m. | ☐ | ☐ | ☐ | ☐ | ☐ | ☐ | ☐ |
| | a.m. | ☐ | ☐ | ☐ | ☐ | ☐ | ☐ | ☐ |
| | a.m. | ☐ | ☐ | ☐ | ☐ | ☐ | ☐ | ☐ |
| | p.m. | ☐ | ☐ | ☐ | ☐ | ☐ | ☐ | ☐ |
| | p.m. | ☐ | ☐ | ☐ | ☐ | ☐ | ☐ | ☐ |

# Notes

# Medication Log Book

Week Starting : _____     Week Finish : _____

| Medication & daily dosage | Time | Mon | Tue | Wed | Thu | Fri | Sat | Sun |
|---|---|---|---|---|---|---|---|---|
| | a.m. | ☐ | ☐ | ☐ | ☐ | ☐ | ☐ | ☐ |
| | a.m. | ☐ | ☐ | ☐ | ☐ | ☐ | ☐ | ☐ |
| | p.m. | ☐ | ☐ | ☐ | ☐ | ☐ | ☐ | ☐ |
| | p.m. | ☐ | ☐ | ☐ | ☐ | ☐ | ☐ | ☐ |
| | a.m. | ☐ | ☐ | ☐ | ☐ | ☐ | ☐ | ☐ |
| | a.m. | ☐ | ☐ | ☐ | ☐ | ☐ | ☐ | ☐ |
| | p.m. | ☐ | ☐ | ☐ | ☐ | ☐ | ☐ | ☐ |
| | p.m. | ☐ | ☐ | ☐ | ☐ | ☐ | ☐ | ☐ |
| | a.m. | ☐ | ☐ | ☐ | ☐ | ☐ | ☐ | ☐ |
| | a.m. | ☐ | ☐ | ☐ | ☐ | ☐ | ☐ | ☐ |
| | p.m. | ☐ | ☐ | ☐ | ☐ | ☐ | ☐ | ☐ |
| | p.m. | ☐ | ☐ | ☐ | ☐ | ☐ | ☐ | ☐ |
| | a.m. | ☐ | ☐ | ☐ | ☐ | ☐ | ☐ | ☐ |
| | a.m. | ☐ | ☐ | ☐ | ☐ | ☐ | ☐ | ☐ |
| | p.m. | ☐ | ☐ | ☐ | ☐ | ☐ | ☐ | ☐ |
| | p.m. | ☐ | ☐ | ☐ | ☐ | ☐ | ☐ | ☐ |
| | a.m. | ☐ | ☐ | ☐ | ☐ | ☐ | ☐ | ☐ |
| | a.m. | ☐ | ☐ | ☐ | ☐ | ☐ | ☐ | ☐ |
| | p.m. | ☐ | ☐ | ☐ | ☐ | ☐ | ☐ | ☐ |
| | p.m. | ☐ | ☐ | ☐ | ☐ | ☐ | ☐ | ☐ |
| | a.m. | ☐ | ☐ | ☐ | ☐ | ☐ | ☐ | ☐ |
| | a.m. | ☐ | ☐ | ☐ | ☐ | ☐ | ☐ | ☐ |
| | p.m. | ☐ | ☐ | ☐ | ☐ | ☐ | ☐ | ☐ |
| | p.m. | ☐ | ☐ | ☐ | ☐ | ☐ | ☐ | ☐ |
| | a.m. | ☐ | ☐ | ☐ | ☐ | ☐ | ☐ | ☐ |
| | a.m. | ☐ | ☐ | ☐ | ☐ | ☐ | ☐ | ☐ |
| | p.m. | ☐ | ☐ | ☐ | ☐ | ☐ | ☐ | ☐ |
| | p.m. | ☐ | ☐ | ☐ | ☐ | ☐ | ☐ | ☐ |

# Notes

# Medication Log Book

Week Starting : _____     Week Finish : _____

| Medication & daily dosage | Time | Mon | Tue | Wed | Thu | Fri | Sat | Sun |
|---|---|---|---|---|---|---|---|---|
| | a.m. | ☐ | ☐ | ☐ | ☐ | ☐ | ☐ | ☐ |
| | a.m. | ☐ | ☐ | ☐ | ☐ | ☐ | ☐ | ☐ |
| | p.m. | ☐ | ☐ | ☐ | ☐ | ☐ | ☐ | ☐ |
| | p.m. | ☐ | ☐ | ☐ | ☐ | ☐ | ☐ | ☐ |
| | a.m. | ☐ | ☐ | ☐ | ☐ | ☐ | ☐ | ☐ |
| | a.m. | ☐ | ☐ | ☐ | ☐ | ☐ | ☐ | ☐ |
| | p.m. | ☐ | ☐ | ☐ | ☐ | ☐ | ☐ | ☐ |
| | p.m. | ☐ | ☐ | ☐ | ☐ | ☐ | ☐ | ☐ |
| | a.m. | ☐ | ☐ | ☐ | ☐ | ☐ | ☐ | ☐ |
| | a.m. | ☐ | ☐ | ☐ | ☐ | ☐ | ☐ | ☐ |
| | p.m. | ☐ | ☐ | ☐ | ☐ | ☐ | ☐ | ☐ |
| | p.m. | ☐ | ☐ | ☐ | ☐ | ☐ | ☐ | ☐ |
| | a.m. | ☐ | ☐ | ☐ | ☐ | ☐ | ☐ | ☐ |
| | a.m. | ☐ | ☐ | ☐ | ☐ | ☐ | ☐ | ☐ |
| | p.m. | ☐ | ☐ | ☐ | ☐ | ☐ | ☐ | ☐ |
| | p.m. | ☐ | ☐ | ☐ | ☐ | ☐ | ☐ | ☐ |
| | a.m. | ☐ | ☐ | ☐ | ☐ | ☐ | ☐ | ☐ |
| | a.m. | ☐ | ☐ | ☐ | ☐ | ☐ | ☐ | ☐ |
| | p.m. | ☐ | ☐ | ☐ | ☐ | ☐ | ☐ | ☐ |
| | p.m. | ☐ | ☐ | ☐ | ☐ | ☐ | ☐ | ☐ |
| | a.m. | ☐ | ☐ | ☐ | ☐ | ☐ | ☐ | ☐ |
| | a.m. | ☐ | ☐ | ☐ | ☐ | ☐ | ☐ | ☐ |
| | p.m. | ☐ | ☐ | ☐ | ☐ | ☐ | ☐ | ☐ |
| | p.m. | ☐ | ☐ | ☐ | ☐ | ☐ | ☐ | ☐ |
| | a.m. | ☐ | ☐ | ☐ | ☐ | ☐ | ☐ | ☐ |
| | a.m. | ☐ | ☐ | ☐ | ☐ | ☐ | ☐ | ☐ |
| | p.m. | ☐ | ☐ | ☐ | ☐ | ☐ | ☐ | ☐ |
| | p.m. | ☐ | ☐ | ☐ | ☐ | ☐ | ☐ | ☐ |

# Notes

# Medication Log Book

Week Starting : _____          Week Finish : _____

| Medication & daily dosage | Time | Mon | Tue | Wed | Thu | Fri | Sat | Sun |
|---|---|---|---|---|---|---|---|---|
| | a.m. | ☐ | ☐ | ☐ | ☐ | ☐ | ☐ | ☐ |
| | a.m. | ☐ | ☐ | ☐ | ☐ | ☐ | ☐ | ☐ |
| | p.m. | ☐ | ☐ | ☐ | ☐ | ☐ | ☐ | ☐ |
| | p.m. | ☐ | ☐ | ☐ | ☐ | ☐ | ☐ | ☐ |
| | a.m. | ☐ | ☐ | ☐ | ☐ | ☐ | ☐ | ☐ |
| | a.m. | ☐ | ☐ | ☐ | ☐ | ☐ | ☐ | ☐ |
| | p.m. | ☐ | ☐ | ☐ | ☐ | ☐ | ☐ | ☐ |
| | p.m. | ☐ | ☐ | ☐ | ☐ | ☐ | ☐ | ☐ |
| | a.m. | ☐ | ☐ | ☐ | ☐ | ☐ | ☐ | ☐ |
| | a.m. | ☐ | ☐ | ☐ | ☐ | ☐ | ☐ | ☐ |
| | p.m. | ☐ | ☐ | ☐ | ☐ | ☐ | ☐ | ☐ |
| | p.m. | ☐ | ☐ | ☐ | ☐ | ☐ | ☐ | ☐ |
| | a.m. | ☐ | ☐ | ☐ | ☐ | ☐ | ☐ | ☐ |
| | a.m. | ☐ | ☐ | ☐ | ☐ | ☐ | ☐ | ☐ |
| | p.m. | ☐ | ☐ | ☐ | ☐ | ☐ | ☐ | ☐ |
| | p.m. | ☐ | ☐ | ☐ | ☐ | ☐ | ☐ | ☐ |
| | a.m. | ☐ | ☐ | ☐ | ☐ | ☐ | ☐ | ☐ |
| | a.m. | ☐ | ☐ | ☐ | ☐ | ☐ | ☐ | ☐ |
| | p.m. | ☐ | ☐ | ☐ | ☐ | ☐ | ☐ | ☐ |
| | p.m. | ☐ | ☐ | ☐ | ☐ | ☐ | ☐ | ☐ |
| | a.m. | ☐ | ☐ | ☐ | ☐ | ☐ | ☐ | ☐ |
| | a.m. | ☐ | ☐ | ☐ | ☐ | ☐ | ☐ | ☐ |
| | p.m. | ☐ | ☐ | ☐ | ☐ | ☐ | ☐ | ☐ |
| | p.m. | ☐ | ☐ | ☐ | ☐ | ☐ | ☐ | ☐ |
| | a.m. | ☐ | ☐ | ☐ | ☐ | ☐ | ☐ | ☐ |
| | a.m. | ☐ | ☐ | ☐ | ☐ | ☐ | ☐ | ☐ |
| | p.m. | ☐ | ☐ | ☐ | ☐ | ☐ | ☐ | ☐ |
| | p.m. | ☐ | ☐ | ☐ | ☐ | ☐ | ☐ | ☐ |

# Notes

# Medication Log Book

Week Starting : ———————                    Week Finish : ———————

| Medication & daily dosage | Time | Mon | Tue | Wed | Thu | Fri | Sat | Sun |
|---|---|---|---|---|---|---|---|---|
| | a.m. | ☐ | ☐ | ☐ | ☐ | ☐ | ☐ | ☐ |
| | a.m. | ☐ | ☐ | ☐ | ☐ | ☐ | ☐ | ☐ |
| | p.m. | ☐ | ☐ | ☐ | ☐ | ☐ | ☐ | ☐ |
| | p.m. | ☐ | ☐ | ☐ | ☐ | ☐ | ☐ | ☐ |
| | a.m. | ☐ | ☐ | ☐ | ☐ | ☐ | ☐ | ☐ |
| | a.m. | ☐ | ☐ | ☐ | ☐ | ☐ | ☐ | ☐ |
| | p.m. | ☐ | ☐ | ☐ | ☐ | ☐ | ☐ | ☐ |
| | p.m. | ☐ | ☐ | ☐ | ☐ | ☐ | ☐ | ☐ |
| | a.m. | ☐ | ☐ | ☐ | ☐ | ☐ | ☐ | ☐ |
| | a.m. | ☐ | ☐ | ☐ | ☐ | ☐ | ☐ | ☐ |
| | p.m. | ☐ | ☐ | ☐ | ☐ | ☐ | ☐ | ☐ |
| | p.m. | ☐ | ☐ | ☐ | ☐ | ☐ | ☐ | ☐ |
| | a.m. | ☐ | ☐ | ☐ | ☐ | ☐ | ☐ | ☐ |
| | a.m. | ☐ | ☐ | ☐ | ☐ | ☐ | ☐ | ☐ |
| | p.m. | ☐ | ☐ | ☐ | ☐ | ☐ | ☐ | ☐ |
| | p.m. | ☐ | ☐ | ☐ | ☐ | ☐ | ☐ | ☐ |
| | a.m. | ☐ | ☐ | ☐ | ☐ | ☐ | ☐ | ☐ |
| | a.m. | ☐ | ☐ | ☐ | ☐ | ☐ | ☐ | ☐ |
| | p.m. | ☐ | ☐ | ☐ | ☐ | ☐ | ☐ | ☐ |
| | p.m. | ☐ | ☐ | ☐ | ☐ | ☐ | ☐ | ☐ |
| | a.m. | ☐ | ☐ | ☐ | ☐ | ☐ | ☐ | ☐ |
| | a.m. | ☐ | ☐ | ☐ | ☐ | ☐ | ☐ | ☐ |
| | p.m. | ☐ | ☐ | ☐ | ☐ | ☐ | ☐ | ☐ |
| | p.m. | ☐ | ☐ | ☐ | ☐ | ☐ | ☐ | ☐ |
| | a.m. | ☐ | ☐ | ☐ | ☐ | ☐ | ☐ | ☐ |
| | a.m. | ☐ | ☐ | ☐ | ☐ | ☐ | ☐ | ☐ |
| | p.m. | ☐ | ☐ | ☐ | ☐ | ☐ | ☐ | ☐ |
| | p.m. | ☐ | ☐ | ☐ | ☐ | ☐ | ☐ | ☐ |

# Notes

# Medication Log Book

Week Starting : ——————————        Week Finish : ——————————

| Medication & daily dosage | Time | Mon | Tue | Wed | Thu | Fri | Sat | Sun |
|---|---|---|---|---|---|---|---|---|
| | a.m. | ☐ | ☐ | ☐ | ☐ | ☐ | ☐ | ☐ |
| | a.m. | ☐ | ☐ | ☐ | ☐ | ☐ | ☐ | ☐ |
| | p.m. | ☐ | ☐ | ☐ | ☐ | ☐ | ☐ | ☐ |
| | p.m. | ☐ | ☐ | ☐ | ☐ | ☐ | ☐ | ☐ |
| | a.m. | ☐ | ☐ | ☐ | ☐ | ☐ | ☐ | ☐ |
| | a.m. | ☐ | ☐ | ☐ | ☐ | ☐ | ☐ | ☐ |
| | p.m. | ☐ | ☐ | ☐ | ☐ | ☐ | ☐ | ☐ |
| | p.m. | ☐ | ☐ | ☐ | ☐ | ☐ | ☐ | ☐ |
| | a.m. | ☐ | ☐ | ☐ | ☐ | ☐ | ☐ | ☐ |
| | a.m. | ☐ | ☐ | ☐ | ☐ | ☐ | ☐ | ☐ |
| | p.m. | ☐ | ☐ | ☐ | ☐ | ☐ | ☐ | ☐ |
| | p.m. | ☐ | ☐ | ☐ | ☐ | ☐ | ☐ | ☐ |
| | a.m. | ☐ | ☐ | ☐ | ☐ | ☐ | ☐ | ☐ |
| | a.m. | ☐ | ☐ | ☐ | ☐ | ☐ | ☐ | ☐ |
| | p.m. | ☐ | ☐ | ☐ | ☐ | ☐ | ☐ | ☐ |
| | p.m. | ☐ | ☐ | ☐ | ☐ | ☐ | ☐ | ☐ |
| | a.m. | ☐ | ☐ | ☐ | ☐ | ☐ | ☐ | ☐ |
| | a.m. | ☐ | ☐ | ☐ | ☐ | ☐ | ☐ | ☐ |
| | p.m. | ☐ | ☐ | ☐ | ☐ | ☐ | ☐ | ☐ |
| | p.m. | ☐ | ☐ | ☐ | ☐ | ☐ | ☐ | ☐ |
| | a.m. | ☐ | ☐ | ☐ | ☐ | ☐ | ☐ | ☐ |
| | a.m. | ☐ | ☐ | ☐ | ☐ | ☐ | ☐ | ☐ |
| | p.m. | ☐ | ☐ | ☐ | ☐ | ☐ | ☐ | ☐ |
| | p.m. | ☐ | ☐ | ☐ | ☐ | ☐ | ☐ | ☐ |
| | a.m. | ☐ | ☐ | ☐ | ☐ | ☐ | ☐ | ☐ |
| | a.m. | ☐ | ☐ | ☐ | ☐ | ☐ | ☐ | ☐ |
| | p.m. | ☐ | ☐ | ☐ | ☐ | ☐ | ☐ | ☐ |
| | p.m. | ☐ | ☐ | ☐ | ☐ | ☐ | ☐ | ☐ |

# Notes

# Medication Log Book

Week Starting : _____          Week Finish : _____

| Medication & daily dosage | Time | Mon | Tue | Wed | Thu | Fri | Sat | Sun |
|---|---|---|---|---|---|---|---|---|
| | a.m. | ☐ | ☐ | ☐ | ☐ | ☐ | ☐ | ☐ |
| | a.m. | ☐ | ☐ | ☐ | ☐ | ☐ | ☐ | ☐ |
| | p.m. | ☐ | ☐ | ☐ | ☐ | ☐ | ☐ | ☐ |
| | p.m. | ☐ | ☐ | ☐ | ☐ | ☐ | ☐ | ☐ |
| | a.m. | ☐ | ☐ | ☐ | ☐ | ☐ | ☐ | ☐ |
| | a.m. | ☐ | ☐ | ☐ | ☐ | ☐ | ☐ | ☐ |
| | p.m. | ☐ | ☐ | ☐ | ☐ | ☐ | ☐ | ☐ |
| | p.m. | ☐ | ☐ | ☐ | ☐ | ☐ | ☐ | ☐ |
| | a.m. | ☐ | ☐ | ☐ | ☐ | ☐ | ☐ | ☐ |
| | a.m. | ☐ | ☐ | ☐ | ☐ | ☐ | ☐ | ☐ |
| | p.m. | ☐ | ☐ | ☐ | ☐ | ☐ | ☐ | ☐ |
| | p.m. | ☐ | ☐ | ☐ | ☐ | ☐ | ☐ | ☐ |
| | a.m. | ☐ | ☐ | ☐ | ☐ | ☐ | ☐ | ☐ |
| | a.m. | ☐ | ☐ | ☐ | ☐ | ☐ | ☐ | ☐ |
| | p.m. | ☐ | ☐ | ☐ | ☐ | ☐ | ☐ | ☐ |
| | p.m. | ☐ | ☐ | ☐ | ☐ | ☐ | ☐ | ☐ |
| | a.m. | ☐ | ☐ | ☐ | ☐ | ☐ | ☐ | ☐ |
| | a.m. | ☐ | ☐ | ☐ | ☐ | ☐ | ☐ | ☐ |
| | p.m. | ☐ | ☐ | ☐ | ☐ | ☐ | ☐ | ☐ |
| | p.m. | ☐ | ☐ | ☐ | ☐ | ☐ | ☐ | ☐ |
| | a.m. | ☐ | ☐ | ☐ | ☐ | ☐ | ☐ | ☐ |
| | a.m. | ☐ | ☐ | ☐ | ☐ | ☐ | ☐ | ☐ |
| | p.m. | ☐ | ☐ | ☐ | ☐ | ☐ | ☐ | ☐ |
| | p.m. | ☐ | ☐ | ☐ | ☐ | ☐ | ☐ | ☐ |
| | a.m. | ☐ | ☐ | ☐ | ☐ | ☐ | ☐ | ☐ |
| | a.m. | ☐ | ☐ | ☐ | ☐ | ☐ | ☐ | ☐ |
| | p.m. | ☐ | ☐ | ☐ | ☐ | ☐ | ☐ | ☐ |
| | p.m. | ☐ | ☐ | ☐ | ☐ | ☐ | ☐ | ☐ |

# Notes

# Medication Log Book

Week Starting : ——————————          Week Finish : ——————————

| Medication & daily dosage | Time | Mon | Tue | Wed | Thu | Fri | Sat | Sun |
|---|---|---|---|---|---|---|---|---|
| | a.m. | ☐ | ☐ | ☐ | ☐ | ☐ | ☐ | ☐ |
| | a.m. | ☐ | ☐ | ☐ | ☐ | ☐ | ☐ | ☐ |
| | p.m. | ☐ | ☐ | ☐ | ☐ | ☐ | ☐ | ☐ |
| | p.m. | ☐ | ☐ | ☐ | ☐ | ☐ | ☐ | ☐ |
| | a.m. | ☐ | ☐ | ☐ | ☐ | ☐ | ☐ | ☐ |
| | a.m. | ☐ | ☐ | ☐ | ☐ | ☐ | ☐ | ☐ |
| | p.m. | ☐ | ☐ | ☐ | ☐ | ☐ | ☐ | ☐ |
| | p.m. | ☐ | ☐ | ☐ | ☐ | ☐ | ☐ | ☐ |
| | a.m. | ☐ | ☐ | ☐ | ☐ | ☐ | ☐ | ☐ |
| | a.m. | ☐ | ☐ | ☐ | ☐ | ☐ | ☐ | ☐ |
| | p.m. | ☐ | ☐ | ☐ | ☐ | ☐ | ☐ | ☐ |
| | p.m. | ☐ | ☐ | ☐ | ☐ | ☐ | ☐ | ☐ |
| | a.m. | ☐ | ☐ | ☐ | ☐ | ☐ | ☐ | ☐ |
| | a.m. | ☐ | ☐ | ☐ | ☐ | ☐ | ☐ | ☐ |
| | p.m. | ☐ | ☐ | ☐ | ☐ | ☐ | ☐ | ☐ |
| | p.m. | ☐ | ☐ | ☐ | ☐ | ☐ | ☐ | ☐ |
| | a.m. | ☐ | ☐ | ☐ | ☐ | ☐ | ☐ | ☐ |
| | a.m. | ☐ | ☐ | ☐ | ☐ | ☐ | ☐ | ☐ |
| | p.m. | ☐ | ☐ | ☐ | ☐ | ☐ | ☐ | ☐ |
| | p.m. | ☐ | ☐ | ☐ | ☐ | ☐ | ☐ | ☐ |
| | a.m. | ☐ | ☐ | ☐ | ☐ | ☐ | ☐ | ☐ |
| | a.m. | ☐ | ☐ | ☐ | ☐ | ☐ | ☐ | ☐ |
| | p.m. | ☐ | ☐ | ☐ | ☐ | ☐ | ☐ | ☐ |
| | p.m. | ☐ | ☐ | ☐ | ☐ | ☐ | ☐ | ☐ |
| | a.m. | ☐ | ☐ | ☐ | ☐ | ☐ | ☐ | ☐ |
| | a.m. | ☐ | ☐ | ☐ | ☐ | ☐ | ☐ | ☐ |
| | p.m. | ☐ | ☐ | ☐ | ☐ | ☐ | ☐ | ☐ |
| | p.m. | ☐ | ☐ | ☐ | ☐ | ☐ | ☐ | ☐ |

# Notes

# Medication Log Book

Week Starting : ———————          Week Finish : ———————

| Medication & daily dosage | Time | Mon | Tue | Wed | Thu | Fri | Sat | Sun |
|---|---|---|---|---|---|---|---|---|
| | a.m. | ☐ | ☐ | ☐ | ☐ | ☐ | ☐ | ☐ |
| | a.m. | ☐ | ☐ | ☐ | ☐ | ☐ | ☐ | ☐ |
| | p.m. | ☐ | ☐ | ☐ | ☐ | ☐ | ☐ | ☐ |
| | p.m. | ☐ | ☐ | ☐ | ☐ | ☐ | ☐ | ☐ |
| | a.m. | ☐ | ☐ | ☐ | ☐ | ☐ | ☐ | ☐ |
| | a.m. | ☐ | ☐ | ☐ | ☐ | ☐ | ☐ | ☐ |
| | p.m. | ☐ | ☐ | ☐ | ☐ | ☐ | ☐ | ☐ |
| | p.m. | ☐ | ☐ | ☐ | ☐ | ☐ | ☐ | ☐ |
| | a.m. | ☐ | ☐ | ☐ | ☐ | ☐ | ☐ | ☐ |
| | a.m. | ☐ | ☐ | ☐ | ☐ | ☐ | ☐ | ☐ |
| | p.m. | ☐ | ☐ | ☐ | ☐ | ☐ | ☐ | ☐ |
| | p.m. | ☐ | ☐ | ☐ | ☐ | ☐ | ☐ | ☐ |
| | a.m. | ☐ | ☐ | ☐ | ☐ | ☐ | ☐ | ☐ |
| | a.m. | ☐ | ☐ | ☐ | ☐ | ☐ | ☐ | ☐ |
| | p.m. | ☐ | ☐ | ☐ | ☐ | ☐ | ☐ | ☐ |
| | p.m. | ☐ | ☐ | ☐ | ☐ | ☐ | ☐ | ☐ |
| | a.m. | ☐ | ☐ | ☐ | ☐ | ☐ | ☐ | ☐ |
| | a.m. | ☐ | ☐ | ☐ | ☐ | ☐ | ☐ | ☐ |
| | p.m. | ☐ | ☐ | ☐ | ☐ | ☐ | ☐ | ☐ |
| | p.m. | ☐ | ☐ | ☐ | ☐ | ☐ | ☐ | ☐ |
| | a.m. | ☐ | ☐ | ☐ | ☐ | ☐ | ☐ | ☐ |
| | a.m. | ☐ | ☐ | ☐ | ☐ | ☐ | ☐ | ☐ |
| | p.m. | ☐ | ☐ | ☐ | ☐ | ☐ | ☐ | ☐ |
| | p.m. | ☐ | ☐ | ☐ | ☐ | ☐ | ☐ | ☐ |
| | a.m. | ☐ | ☐ | ☐ | ☐ | ☐ | ☐ | ☐ |
| | a.m. | ☐ | ☐ | ☐ | ☐ | ☐ | ☐ | ☐ |
| | p.m. | ☐ | ☐ | ☐ | ☐ | ☐ | ☐ | ☐ |
| | p.m. | ☐ | ☐ | ☐ | ☐ | ☐ | ☐ | ☐ |

# Notes

# Medication Log Book

Week Starting : _____          Week Finish : _____

| Medication & daily dosage | Time | Mon | Tue | Wed | Thu | Fri | Sat | Sun |
|---|---|---|---|---|---|---|---|---|
| | a.m. | ☐ | ☐ | ☐ | ☐ | ☐ | ☐ | ☐ |
| | a.m. | ☐ | ☐ | ☐ | ☐ | ☐ | ☐ | ☐ |
| | p.m. | ☐ | ☐ | ☐ | ☐ | ☐ | ☐ | ☐ |
| | p.m. | ☐ | ☐ | ☐ | ☐ | ☐ | ☐ | ☐ |
| | a.m. | ☐ | ☐ | ☐ | ☐ | ☐ | ☐ | ☐ |
| | a.m. | ☐ | ☐ | ☐ | ☐ | ☐ | ☐ | ☐ |
| | p.m. | ☐ | ☐ | ☐ | ☐ | ☐ | ☐ | ☐ |
| | p.m. | ☐ | ☐ | ☐ | ☐ | ☐ | ☐ | ☐ |
| | a.m. | ☐ | ☐ | ☐ | ☐ | ☐ | ☐ | ☐ |
| | a.m. | ☐ | ☐ | ☐ | ☐ | ☐ | ☐ | ☐ |
| | p.m. | ☐ | ☐ | ☐ | ☐ | ☐ | ☐ | ☐ |
| | p.m. | ☐ | ☐ | ☐ | ☐ | ☐ | ☐ | ☐ |
| | a.m. | ☐ | ☐ | ☐ | ☐ | ☐ | ☐ | ☐ |
| | a.m. | ☐ | ☐ | ☐ | ☐ | ☐ | ☐ | ☐ |
| | p.m. | ☐ | ☐ | ☐ | ☐ | ☐ | ☐ | ☐ |
| | p.m. | ☐ | ☐ | ☐ | ☐ | ☐ | ☐ | ☐ |
| | a.m. | ☐ | ☐ | ☐ | ☐ | ☐ | ☐ | ☐ |
| | a.m. | ☐ | ☐ | ☐ | ☐ | ☐ | ☐ | ☐ |
| | p.m. | ☐ | ☐ | ☐ | ☐ | ☐ | ☐ | ☐ |
| | p.m. | ☐ | ☐ | ☐ | ☐ | ☐ | ☐ | ☐ |
| | a.m. | ☐ | ☐ | ☐ | ☐ | ☐ | ☐ | ☐ |
| | a.m. | ☐ | ☐ | ☐ | ☐ | ☐ | ☐ | ☐ |
| | p.m. | ☐ | ☐ | ☐ | ☐ | ☐ | ☐ | ☐ |
| | p.m. | ☐ | ☐ | ☐ | ☐ | ☐ | ☐ | ☐ |
| | a.m. | ☐ | ☐ | ☐ | ☐ | ☐ | ☐ | ☐ |
| | a.m. | ☐ | ☐ | ☐ | ☐ | ☐ | ☐ | ☐ |
| | p.m. | ☐ | ☐ | ☐ | ☐ | ☐ | ☐ | ☐ |
| | p.m. | ☐ | ☐ | ☐ | ☐ | ☐ | ☐ | ☐ |

# Notes

# Medication Log Book

Week Starting : _____          Week Finish : _____

| Medication & daily dosage | Time | Mon | Tue | Wed | Thu | Fri | Sat | Sun |
|---|---|---|---|---|---|---|---|---|
| | a.m. | ☐ | ☐ | ☐ | ☐ | ☐ | ☐ | ☐ |
| | a.m. | ☐ | ☐ | ☐ | ☐ | ☐ | ☐ | ☐ |
| | p.m. | ☐ | ☐ | ☐ | ☐ | ☐ | ☐ | ☐ |
| | p.m. | ☐ | ☐ | ☐ | ☐ | ☐ | ☐ | ☐ |
| | a.m. | ☐ | ☐ | ☐ | ☐ | ☐ | ☐ | ☐ |
| | a.m. | ☐ | ☐ | ☐ | ☐ | ☐ | ☐ | ☐ |
| | p.m. | ☐ | ☐ | ☐ | ☐ | ☐ | ☐ | ☐ |
| | p.m. | ☐ | ☐ | ☐ | ☐ | ☐ | ☐ | ☐ |
| | a.m. | ☐ | ☐ | ☐ | ☐ | ☐ | ☐ | ☐ |
| | a.m. | ☐ | ☐ | ☐ | ☐ | ☐ | ☐ | ☐ |
| | p.m. | ☐ | ☐ | ☐ | ☐ | ☐ | ☐ | ☐ |
| | p.m. | ☐ | ☐ | ☐ | ☐ | ☐ | ☐ | ☐ |
| | a.m. | ☐ | ☐ | ☐ | ☐ | ☐ | ☐ | ☐ |
| | a.m. | ☐ | ☐ | ☐ | ☐ | ☐ | ☐ | ☐ |
| | p.m. | ☐ | ☐ | ☐ | ☐ | ☐ | ☐ | ☐ |
| | p.m. | ☐ | ☐ | ☐ | ☐ | ☐ | ☐ | ☐ |
| | a.m. | ☐ | ☐ | ☐ | ☐ | ☐ | ☐ | ☐ |
| | a.m. | ☐ | ☐ | ☐ | ☐ | ☐ | ☐ | ☐ |
| | p.m. | ☐ | ☐ | ☐ | ☐ | ☐ | ☐ | ☐ |
| | p.m. | ☐ | ☐ | ☐ | ☐ | ☐ | ☐ | ☐ |
| | a.m. | ☐ | ☐ | ☐ | ☐ | ☐ | ☐ | ☐ |
| | a.m. | ☐ | ☐ | ☐ | ☐ | ☐ | ☐ | ☐ |
| | p.m. | ☐ | ☐ | ☐ | ☐ | ☐ | ☐ | ☐ |
| | p.m. | ☐ | ☐ | ☐ | ☐ | ☐ | ☐ | ☐ |
| | a.m. | ☐ | ☐ | ☐ | ☐ | ☐ | ☐ | ☐ |
| | a.m. | ☐ | ☐ | ☐ | ☐ | ☐ | ☐ | ☐ |
| | p.m. | ☐ | ☐ | ☐ | ☐ | ☐ | ☐ | ☐ |
| | p.m. | ☐ | ☐ | ☐ | ☐ | ☐ | ☐ | ☐ |

# Notes

# Medication Log Book

Week Starting : _____          Week Finish : _____

| Medication & daily dosage | Time | Mon | Tue | Wed | Thu | Fri | Sat | Sun |
|---|---|---|---|---|---|---|---|---|
| | a.m. | ☐ | ☐ | ☐ | ☐ | ☐ | ☐ | ☐ |
| | a.m. | ☐ | ☐ | ☐ | ☐ | ☐ | ☐ | ☐ |
| | p.m. | ☐ | ☐ | ☐ | ☐ | ☐ | ☐ | ☐ |
| | p.m. | ☐ | ☐ | ☐ | ☐ | ☐ | ☐ | ☐ |
| | a.m. | ☐ | ☐ | ☐ | ☐ | ☐ | ☐ | ☐ |
| | a.m. | ☐ | ☐ | ☐ | ☐ | ☐ | ☐ | ☐ |
| | p.m. | ☐ | ☐ | ☐ | ☐ | ☐ | ☐ | ☐ |
| | p.m. | ☐ | ☐ | ☐ | ☐ | ☐ | ☐ | ☐ |
| | a.m. | ☐ | ☐ | ☐ | ☐ | ☐ | ☐ | ☐ |
| | a.m. | ☐ | ☐ | ☐ | ☐ | ☐ | ☐ | ☐ |
| | p.m. | ☐ | ☐ | ☐ | ☐ | ☐ | ☐ | ☐ |
| | p.m. | ☐ | ☐ | ☐ | ☐ | ☐ | ☐ | ☐ |
| | a.m. | ☐ | ☐ | ☐ | ☐ | ☐ | ☐ | ☐ |
| | a.m. | ☐ | ☐ | ☐ | ☐ | ☐ | ☐ | ☐ |
| | p.m. | ☐ | ☐ | ☐ | ☐ | ☐ | ☐ | ☐ |
| | p.m. | ☐ | ☐ | ☐ | ☐ | ☐ | ☐ | ☐ |
| | a.m. | ☐ | ☐ | ☐ | ☐ | ☐ | ☐ | ☐ |
| | a.m. | ☐ | ☐ | ☐ | ☐ | ☐ | ☐ | ☐ |
| | p.m. | ☐ | ☐ | ☐ | ☐ | ☐ | ☐ | ☐ |
| | p.m. | ☐ | ☐ | ☐ | ☐ | ☐ | ☐ | ☐ |
| | a.m. | ☐ | ☐ | ☐ | ☐ | ☐ | ☐ | ☐ |
| | a.m. | ☐ | ☐ | ☐ | ☐ | ☐ | ☐ | ☐ |
| | p.m. | ☐ | ☐ | ☐ | ☐ | ☐ | ☐ | ☐ |
| | p.m. | ☐ | ☐ | ☐ | ☐ | ☐ | ☐ | ☐ |
| | a.m. | ☐ | ☐ | ☐ | ☐ | ☐ | ☐ | ☐ |
| | a.m. | ☐ | ☐ | ☐ | ☐ | ☐ | ☐ | ☐ |
| | p.m. | ☐ | ☐ | ☐ | ☐ | ☐ | ☐ | ☐ |
| | p.m. | ☐ | ☐ | ☐ | ☐ | ☐ | ☐ | ☐ |

# Notes

# Medication Log Book

Week Starting : ———————

Week Finish : ———————

| Medication & daily dosage | Time | Mon | Tue | Wed | Thu | Fri | Sat | Sun |
|---|---|---|---|---|---|---|---|---|
| | a.m. | ☐ | ☐ | ☐ | ☐ | ☐ | ☐ | ☐ |
| | a.m. | ☐ | ☐ | ☐ | ☐ | ☐ | ☐ | ☐ |
| | p.m. | ☐ | ☐ | ☐ | ☐ | ☐ | ☐ | ☐ |
| | p.m. | ☐ | ☐ | ☐ | ☐ | ☐ | ☐ | ☐ |
| | a.m. | ☐ | ☐ | ☐ | ☐ | ☐ | ☐ | ☐ |
| | a.m. | ☐ | ☐ | ☐ | ☐ | ☐ | ☐ | ☐ |
| | p.m. | ☐ | ☐ | ☐ | ☐ | ☐ | ☐ | ☐ |
| | p.m. | ☐ | ☐ | ☐ | ☐ | ☐ | ☐ | ☐ |
| | a.m. | ☐ | ☐ | ☐ | ☐ | ☐ | ☐ | ☐ |
| | a.m. | ☐ | ☐ | ☐ | ☐ | ☐ | ☐ | ☐ |
| | p.m. | ☐ | ☐ | ☐ | ☐ | ☐ | ☐ | ☐ |
| | p.m. | ☐ | ☐ | ☐ | ☐ | ☐ | ☐ | ☐ |
| | a.m. | ☐ | ☐ | ☐ | ☐ | ☐ | ☐ | ☐ |
| | a.m. | ☐ | ☐ | ☐ | ☐ | ☐ | ☐ | ☐ |
| | p.m. | ☐ | ☐ | ☐ | ☐ | ☐ | ☐ | ☐ |
| | p.m. | ☐ | ☐ | ☐ | ☐ | ☐ | ☐ | ☐ |
| | a.m. | ☐ | ☐ | ☐ | ☐ | ☐ | ☐ | ☐ |
| | a.m. | ☐ | ☐ | ☐ | ☐ | ☐ | ☐ | ☐ |
| | p.m. | ☐ | ☐ | ☐ | ☐ | ☐ | ☐ | ☐ |
| | p.m. | ☐ | ☐ | ☐ | ☐ | ☐ | ☐ | ☐ |
| | a.m. | ☐ | ☐ | ☐ | ☐ | ☐ | ☐ | ☐ |
| | a.m. | ☐ | ☐ | ☐ | ☐ | ☐ | ☐ | ☐ |
| | p.m. | ☐ | ☐ | ☐ | ☐ | ☐ | ☐ | ☐ |
| | p.m. | ☐ | ☐ | ☐ | ☐ | ☐ | ☐ | ☐ |
| | a.m. | ☐ | ☐ | ☐ | ☐ | ☐ | ☐ | ☐ |
| | a.m. | ☐ | ☐ | ☐ | ☐ | ☐ | ☐ | ☐ |
| | p.m. | ☐ | ☐ | ☐ | ☐ | ☐ | ☐ | ☐ |
| | p.m. | ☐ | ☐ | ☐ | ☐ | ☐ | ☐ | ☐ |

# Notes

# Medication Log Book

Week Starting : ———————          Week Finish : ———————

| Medication & daily dosage | Time | Mon | Tue | Wed | Thu | Fri | Sat | Sun |
|---|---|---|---|---|---|---|---|---|
| | a.m. | ☐ | ☐ | ☐ | ☐ | ☐ | ☐ | ☐ |
| | a.m. | ☐ | ☐ | ☐ | ☐ | ☐ | ☐ | ☐ |
| | p.m. | ☐ | ☐ | ☐ | ☐ | ☐ | ☐ | ☐ |
| | p.m. | ☐ | ☐ | ☐ | ☐ | ☐ | ☐ | ☐ |
| | a.m. | ☐ | ☐ | ☐ | ☐ | ☐ | ☐ | ☐ |
| | a.m. | ☐ | ☐ | ☐ | ☐ | ☐ | ☐ | ☐ |
| | p.m. | ☐ | ☐ | ☐ | ☐ | ☐ | ☐ | ☐ |
| | p.m. | ☐ | ☐ | ☐ | ☐ | ☐ | ☐ | ☐ |
| | a.m. | ☐ | ☐ | ☐ | ☐ | ☐ | ☐ | ☐ |
| | a.m. | ☐ | ☐ | ☐ | ☐ | ☐ | ☐ | ☐ |
| | p.m. | ☐ | ☐ | ☐ | ☐ | ☐ | ☐ | ☐ |
| | p.m. | ☐ | ☐ | ☐ | ☐ | ☐ | ☐ | ☐ |
| | a.m. | ☐ | ☐ | ☐ | ☐ | ☐ | ☐ | ☐ |
| | a.m. | ☐ | ☐ | ☐ | ☐ | ☐ | ☐ | ☐ |
| | p.m. | ☐ | ☐ | ☐ | ☐ | ☐ | ☐ | ☐ |
| | p.m. | ☐ | ☐ | ☐ | ☐ | ☐ | ☐ | ☐ |
| | a.m. | ☐ | ☐ | ☐ | ☐ | ☐ | ☐ | ☐ |
| | a.m. | ☐ | ☐ | ☐ | ☐ | ☐ | ☐ | ☐ |
| | p.m. | ☐ | ☐ | ☐ | ☐ | ☐ | ☐ | ☐ |
| | p.m. | ☐ | ☐ | ☐ | ☐ | ☐ | ☐ | ☐ |
| | a.m. | ☐ | ☐ | ☐ | ☐ | ☐ | ☐ | ☐ |
| | a.m. | ☐ | ☐ | ☐ | ☐ | ☐ | ☐ | ☐ |
| | p.m. | ☐ | ☐ | ☐ | ☐ | ☐ | ☐ | ☐ |
| | p.m. | ☐ | ☐ | ☐ | ☐ | ☐ | ☐ | ☐ |
| | a.m. | ☐ | ☐ | ☐ | ☐ | ☐ | ☐ | ☐ |
| | a.m. | ☐ | ☐ | ☐ | ☐ | ☐ | ☐ | ☐ |
| | p.m. | ☐ | ☐ | ☐ | ☐ | ☐ | ☐ | ☐ |
| | p.m. | ☐ | ☐ | ☐ | ☐ | ☐ | ☐ | ☐ |

# Notes

# Medication Log Book

Week Starting : _____     Week Finish : _____

| Medication & daily dosage | Time | Mon | Tue | Wed | Thu | Fri | Sat | Sun |
|---|---|---|---|---|---|---|---|---|
| | a.m. | ☐ | ☐ | ☐ | ☐ | ☐ | ☐ | ☐ |
| | a.m. | ☐ | ☐ | ☐ | ☐ | ☐ | ☐ | ☐ |
| | p.m. | ☐ | ☐ | ☐ | ☐ | ☐ | ☐ | ☐ |
| | p.m. | ☐ | ☐ | ☐ | ☐ | ☐ | ☐ | ☐ |
| | a.m. | ☐ | ☐ | ☐ | ☐ | ☐ | ☐ | ☐ |
| | a.m. | ☐ | ☐ | ☐ | ☐ | ☐ | ☐ | ☐ |
| | p.m. | ☐ | ☐ | ☐ | ☐ | ☐ | ☐ | ☐ |
| | p.m. | ☐ | ☐ | ☐ | ☐ | ☐ | ☐ | ☐ |
| | a.m. | ☐ | ☐ | ☐ | ☐ | ☐ | ☐ | ☐ |
| | a.m. | ☐ | ☐ | ☐ | ☐ | ☐ | ☐ | ☐ |
| | p.m. | ☐ | ☐ | ☐ | ☐ | ☐ | ☐ | ☐ |
| | p.m. | ☐ | ☐ | ☐ | ☐ | ☐ | ☐ | ☐ |
| | a.m. | ☐ | ☐ | ☐ | ☐ | ☐ | ☐ | ☐ |
| | a.m. | ☐ | ☐ | ☐ | ☐ | ☐ | ☐ | ☐ |
| | p.m. | ☐ | ☐ | ☐ | ☐ | ☐ | ☐ | ☐ |
| | p.m. | ☐ | ☐ | ☐ | ☐ | ☐ | ☐ | ☐ |
| | a.m. | ☐ | ☐ | ☐ | ☐ | ☐ | ☐ | ☐ |
| | a.m. | ☐ | ☐ | ☐ | ☐ | ☐ | ☐ | ☐ |
| | p.m. | ☐ | ☐ | ☐ | ☐ | ☐ | ☐ | ☐ |
| | p.m. | ☐ | ☐ | ☐ | ☐ | ☐ | ☐ | ☐ |
| | a.m. | ☐ | ☐ | ☐ | ☐ | ☐ | ☐ | ☐ |
| | a.m. | ☐ | ☐ | ☐ | ☐ | ☐ | ☐ | ☐ |
| | p.m. | ☐ | ☐ | ☐ | ☐ | ☐ | ☐ | ☐ |
| | p.m. | ☐ | ☐ | ☐ | ☐ | ☐ | ☐ | ☐ |
| | a.m. | ☐ | ☐ | ☐ | ☐ | ☐ | ☐ | ☐ |
| | a.m. | ☐ | ☐ | ☐ | ☐ | ☐ | ☐ | ☐ |
| | p.m. | ☐ | ☐ | ☐ | ☐ | ☐ | ☐ | ☐ |
| | p.m. | ☐ | ☐ | ☐ | ☐ | ☐ | ☐ | ☐ |

# Notes

# Medication Log Book

Week Starting : _____          Week Finish : _____

| Medication & daily dosage | Time | Mon | Tue | Wed | Thu | Fri | Sat | Sun |
|---|---|---|---|---|---|---|---|---|
| | a.m. | ☐ | ☐ | ☐ | ☐ | ☐ | ☐ | ☐ |
| | a.m. | ☐ | ☐ | ☐ | ☐ | ☐ | ☐ | ☐ |
| | p.m. | ☐ | ☐ | ☐ | ☐ | ☐ | ☐ | ☐ |
| | p.m. | ☐ | ☐ | ☐ | ☐ | ☐ | ☐ | ☐ |
| | a.m. | ☐ | ☐ | ☐ | ☐ | ☐ | ☐ | ☐ |
| | a.m. | ☐ | ☐ | ☐ | ☐ | ☐ | ☐ | ☐ |
| | p.m. | ☐ | ☐ | ☐ | ☐ | ☐ | ☐ | ☐ |
| | p.m. | ☐ | ☐ | ☐ | ☐ | ☐ | ☐ | ☐ |
| | a.m. | ☐ | ☐ | ☐ | ☐ | ☐ | ☐ | ☐ |
| | a.m. | ☐ | ☐ | ☐ | ☐ | ☐ | ☐ | ☐ |
| | p.m. | ☐ | ☐ | ☐ | ☐ | ☐ | ☐ | ☐ |
| | p.m. | ☐ | ☐ | ☐ | ☐ | ☐ | ☐ | ☐ |
| | a.m. | ☐ | ☐ | ☐ | ☐ | ☐ | ☐ | ☐ |
| | a.m. | ☐ | ☐ | ☐ | ☐ | ☐ | ☐ | ☐ |
| | p.m. | ☐ | ☐ | ☐ | ☐ | ☐ | ☐ | ☐ |
| | p.m. | ☐ | ☐ | ☐ | ☐ | ☐ | ☐ | ☐ |
| | a.m. | ☐ | ☐ | ☐ | ☐ | ☐ | ☐ | ☐ |
| | a.m. | ☐ | ☐ | ☐ | ☐ | ☐ | ☐ | ☐ |
| | p.m. | ☐ | ☐ | ☐ | ☐ | ☐ | ☐ | ☐ |
| | p.m. | ☐ | ☐ | ☐ | ☐ | ☐ | ☐ | ☐ |
| | a.m. | ☐ | ☐ | ☐ | ☐ | ☐ | ☐ | ☐ |
| | a.m. | ☐ | ☐ | ☐ | ☐ | ☐ | ☐ | ☐ |
| | p.m. | ☐ | ☐ | ☐ | ☐ | ☐ | ☐ | ☐ |
| | p.m. | ☐ | ☐ | ☐ | ☐ | ☐ | ☐ | ☐ |
| | a.m. | ☐ | ☐ | ☐ | ☐ | ☐ | ☐ | ☐ |
| | a.m. | ☐ | ☐ | ☐ | ☐ | ☐ | ☐ | ☐ |
| | p.m. | ☐ | ☐ | ☐ | ☐ | ☐ | ☐ | ☐ |
| | p.m. | ☐ | ☐ | ☐ | ☐ | ☐ | ☐ | ☐ |

# Notes

# Medication Log Book

Week Starting : _____          Week Finish : _____

| Medication & daily dosage | Time | Mon | Tue | Wed | Thu | Fri | Sat | Sun |
|---|---|---|---|---|---|---|---|---|
| | a.m. | ☐ | ☐ | ☐ | ☐ | ☐ | ☐ | ☐ |
| | a.m. | ☐ | ☐ | ☐ | ☐ | ☐ | ☐ | ☐ |
| | p.m. | ☐ | ☐ | ☐ | ☐ | ☐ | ☐ | ☐ |
| | p.m. | ☐ | ☐ | ☐ | ☐ | ☐ | ☐ | ☐ |
| | a.m. | ☐ | ☐ | ☐ | ☐ | ☐ | ☐ | ☐ |
| | a.m. | ☐ | ☐ | ☐ | ☐ | ☐ | ☐ | ☐ |
| | p.m. | ☐ | ☐ | ☐ | ☐ | ☐ | ☐ | ☐ |
| | p.m. | ☐ | ☐ | ☐ | ☐ | ☐ | ☐ | ☐ |
| | a.m. | ☐ | ☐ | ☐ | ☐ | ☐ | ☐ | ☐ |
| | a.m. | ☐ | ☐ | ☐ | ☐ | ☐ | ☐ | ☐ |
| | p.m. | ☐ | ☐ | ☐ | ☐ | ☐ | ☐ | ☐ |
| | p.m. | ☐ | ☐ | ☐ | ☐ | ☐ | ☐ | ☐ |
| | a.m. | ☐ | ☐ | ☐ | ☐ | ☐ | ☐ | ☐ |
| | a.m. | ☐ | ☐ | ☐ | ☐ | ☐ | ☐ | ☐ |
| | p.m. | ☐ | ☐ | ☐ | ☐ | ☐ | ☐ | ☐ |
| | p.m. | ☐ | ☐ | ☐ | ☐ | ☐ | ☐ | ☐ |
| | a.m. | ☐ | ☐ | ☐ | ☐ | ☐ | ☐ | ☐ |
| | a.m. | ☐ | ☐ | ☐ | ☐ | ☐ | ☐ | ☐ |
| | p.m. | ☐ | ☐ | ☐ | ☐ | ☐ | ☐ | ☐ |
| | p.m. | ☐ | ☐ | ☐ | ☐ | ☐ | ☐ | ☐ |
| | a.m. | ☐ | ☐ | ☐ | ☐ | ☐ | ☐ | ☐ |
| | a.m. | ☐ | ☐ | ☐ | ☐ | ☐ | ☐ | ☐ |
| | p.m. | ☐ | ☐ | ☐ | ☐ | ☐ | ☐ | ☐ |
| | p.m. | ☐ | ☐ | ☐ | ☐ | ☐ | ☐ | ☐ |
| | a.m. | ☐ | ☐ | ☐ | ☐ | ☐ | ☐ | ☐ |
| | a.m. | ☐ | ☐ | ☐ | ☐ | ☐ | ☐ | ☐ |
| | p.m. | ☐ | ☐ | ☐ | ☐ | ☐ | ☐ | ☐ |
| | p.m. | ☐ | ☐ | ☐ | ☐ | ☐ | ☐ | ☐ |

# Notes

# Medication Log Book

Week Starting : ————————            Week Finish : ——————

| Medication & daily dosage | Time | Mon | Tue | Wed | Thu | Fri | Sat | Sun |
|---|---|---|---|---|---|---|---|---|
| | a.m. | ☐ | ☐ | ☐ | ☐ | ☐ | ☐ | ☐ |
| | a.m. | ☐ | ☐ | ☐ | ☐ | ☐ | ☐ | ☐ |
| | p.m. | ☐ | ☐ | ☐ | ☐ | ☐ | ☐ | ☐ |
| | p.m. | ☐ | ☐ | ☐ | ☐ | ☐ | ☐ | ☐ |
| | a.m. | ☐ | ☐ | ☐ | ☐ | ☐ | ☐ | ☐ |
| | a.m. | ☐ | ☐ | ☐ | ☐ | ☐ | ☐ | ☐ |
| | p.m. | ☐ | ☐ | ☐ | ☐ | ☐ | ☐ | ☐ |
| | p.m. | ☐ | ☐ | ☐ | ☐ | ☐ | ☐ | ☐ |
| | a.m. | ☐ | ☐ | ☐ | ☐ | ☐ | ☐ | ☐ |
| | a.m. | ☐ | ☐ | ☐ | ☐ | ☐ | ☐ | ☐ |
| | p.m. | ☐ | ☐ | ☐ | ☐ | ☐ | ☐ | ☐ |
| | p.m. | ☐ | ☐ | ☐ | ☐ | ☐ | ☐ | ☐ |
| | a.m. | ☐ | ☐ | ☐ | ☐ | ☐ | ☐ | ☐ |
| | a.m. | ☐ | ☐ | ☐ | ☐ | ☐ | ☐ | ☐ |
| | p.m. | ☐ | ☐ | ☐ | ☐ | ☐ | ☐ | ☐ |
| | p.m. | ☐ | ☐ | ☐ | ☐ | ☐ | ☐ | ☐ |
| | a.m. | ☐ | ☐ | ☐ | ☐ | ☐ | ☐ | ☐ |
| | a.m. | ☐ | ☐ | ☐ | ☐ | ☐ | ☐ | ☐ |
| | p.m. | ☐ | ☐ | ☐ | ☐ | ☐ | ☐ | ☐ |
| | p.m. | ☐ | ☐ | ☐ | ☐ | ☐ | ☐ | ☐ |
| | a.m. | ☐ | ☐ | ☐ | ☐ | ☐ | ☐ | ☐ |
| | a.m. | ☐ | ☐ | ☐ | ☐ | ☐ | ☐ | ☐ |
| | p.m. | ☐ | ☐ | ☐ | ☐ | ☐ | ☐ | ☐ |
| | p.m. | ☐ | ☐ | ☐ | ☐ | ☐ | ☐ | ☐ |
| | a.m. | ☐ | ☐ | ☐ | ☐ | ☐ | ☐ | ☐ |
| | a.m. | ☐ | ☐ | ☐ | ☐ | ☐ | ☐ | ☐ |
| | p.m. | ☐ | ☐ | ☐ | ☐ | ☐ | ☐ | ☐ |
| | p.m. | ☐ | ☐ | ☐ | ☐ | ☐ | ☐ | ☐ |

# Notes

# Medication Log Book

Week Starting : _____          Week Finish : _____

| Medication & daily dosage | Time | Mon | Tue | Wed | Thu | Fri | Sat | Sun |
|---|---|---|---|---|---|---|---|---|
| | a.m. | ☐ | ☐ | ☐ | ☐ | ☐ | ☐ | ☐ |
| | a.m. | ☐ | ☐ | ☐ | ☐ | ☐ | ☐ | ☐ |
| | p.m. | ☐ | ☐ | ☐ | ☐ | ☐ | ☐ | ☐ |
| | p.m. | ☐ | ☐ | ☐ | ☐ | ☐ | ☐ | ☐ |
| | a.m. | ☐ | ☐ | ☐ | ☐ | ☐ | ☐ | ☐ |
| | a.m. | ☐ | ☐ | ☐ | ☐ | ☐ | ☐ | ☐ |
| | p.m. | ☐ | ☐ | ☐ | ☐ | ☐ | ☐ | ☐ |
| | p.m. | ☐ | ☐ | ☐ | ☐ | ☐ | ☐ | ☐ |
| | a.m. | ☐ | ☐ | ☐ | ☐ | ☐ | ☐ | ☐ |
| | a.m. | ☐ | ☐ | ☐ | ☐ | ☐ | ☐ | ☐ |
| | p.m. | ☐ | ☐ | ☐ | ☐ | ☐ | ☐ | ☐ |
| | p.m. | ☐ | ☐ | ☐ | ☐ | ☐ | ☐ | ☐ |
| | a.m. | ☐ | ☐ | ☐ | ☐ | ☐ | ☐ | ☐ |
| | a.m. | ☐ | ☐ | ☐ | ☐ | ☐ | ☐ | ☐ |
| | p.m. | ☐ | ☐ | ☐ | ☐ | ☐ | ☐ | ☐ |
| | p.m. | ☐ | ☐ | ☐ | ☐ | ☐ | ☐ | ☐ |
| | a.m. | ☐ | ☐ | ☐ | ☐ | ☐ | ☐ | ☐ |
| | a.m. | ☐ | ☐ | ☐ | ☐ | ☐ | ☐ | ☐ |
| | p.m. | ☐ | ☐ | ☐ | ☐ | ☐ | ☐ | ☐ |
| | p.m. | ☐ | ☐ | ☐ | ☐ | ☐ | ☐ | ☐ |
| | a.m. | ☐ | ☐ | ☐ | ☐ | ☐ | ☐ | ☐ |
| | a.m. | ☐ | ☐ | ☐ | ☐ | ☐ | ☐ | ☐ |
| | p.m. | ☐ | ☐ | ☐ | ☐ | ☐ | ☐ | ☐ |
| | p.m. | ☐ | ☐ | ☐ | ☐ | ☐ | ☐ | ☐ |
| | a.m. | ☐ | ☐ | ☐ | ☐ | ☐ | ☐ | ☐ |
| | a.m. | ☐ | ☐ | ☐ | ☐ | ☐ | ☐ | ☐ |
| | p.m. | ☐ | ☐ | ☐ | ☐ | ☐ | ☐ | ☐ |
| | p.m. | ☐ | ☐ | ☐ | ☐ | ☐ | ☐ | ☐ |

# Notes

# Medication Log Book

Week Starting : ———————————         Week Finish : ——————————

| Medication & daily dosage | Time | Mon | Tue | Wed | Thu | Fri | Sat | Sun |
|---|---|---|---|---|---|---|---|---|
| | a.m. | ☐ | ☐ | ☐ | ☐ | ☐ | ☐ | ☐ |
| | a.m. | ☐ | ☐ | ☐ | ☐ | ☐ | ☐ | ☐ |
| | p.m. | ☐ | ☐ | ☐ | ☐ | ☐ | ☐ | ☐ |
| | p.m. | ☐ | ☐ | ☐ | ☐ | ☐ | ☐ | ☐ |
| | a.m. | ☐ | ☐ | ☐ | ☐ | ☐ | ☐ | ☐ |
| | a.m. | ☐ | ☐ | ☐ | ☐ | ☐ | ☐ | ☐ |
| | p.m. | ☐ | ☐ | ☐ | ☐ | ☐ | ☐ | ☐ |
| | p.m. | ☐ | ☐ | ☐ | ☐ | ☐ | ☐ | ☐ |
| | a.m. | ☐ | ☐ | ☐ | ☐ | ☐ | ☐ | ☐ |
| | a.m. | ☐ | ☐ | ☐ | ☐ | ☐ | ☐ | ☐ |
| | p.m. | ☐ | ☐ | ☐ | ☐ | ☐ | ☐ | ☐ |
| | p.m. | ☐ | ☐ | ☐ | ☐ | ☐ | ☐ | ☐ |
| | a.m. | ☐ | ☐ | ☐ | ☐ | ☐ | ☐ | ☐ |
| | a.m. | ☐ | ☐ | ☐ | ☐ | ☐ | ☐ | ☐ |
| | p.m. | ☐ | ☐ | ☐ | ☐ | ☐ | ☐ | ☐ |
| | p.m. | ☐ | ☐ | ☐ | ☐ | ☐ | ☐ | ☐ |
| | a.m. | ☐ | ☐ | ☐ | ☐ | ☐ | ☐ | ☐ |
| | a.m. | ☐ | ☐ | ☐ | ☐ | ☐ | ☐ | ☐ |
| | p.m. | ☐ | ☐ | ☐ | ☐ | ☐ | ☐ | ☐ |
| | p.m. | ☐ | ☐ | ☐ | ☐ | ☐ | ☐ | ☐ |
| | a.m. | ☐ | ☐ | ☐ | ☐ | ☐ | ☐ | ☐ |
| | a.m. | ☐ | ☐ | ☐ | ☐ | ☐ | ☐ | ☐ |
| | p.m. | ☐ | ☐ | ☐ | ☐ | ☐ | ☐ | ☐ |
| | p.m. | ☐ | ☐ | ☐ | ☐ | ☐ | ☐ | ☐ |
| | a.m. | ☐ | ☐ | ☐ | ☐ | ☐ | ☐ | ☐ |
| | a.m. | ☐ | ☐ | ☐ | ☐ | ☐ | ☐ | ☐ |
| | p.m. | ☐ | ☐ | ☐ | ☐ | ☐ | ☐ | ☐ |
| | p.m. | ☐ | ☐ | ☐ | ☐ | ☐ | ☐ | ☐ |

# Notes

# Medication Log Book

Week Starting : ——————                    Week Finish : ——————

| Medication & daily dosage | Time | Mon | Tue | Wed | Thu | Fri | Sat | Sun |
|---|---|---|---|---|---|---|---|---|
| | a.m. | ☐ | ☐ | ☐ | ☐ | ☐ | ☐ | ☐ |
| | a.m. | ☐ | ☐ | ☐ | ☐ | ☐ | ☐ | ☐ |
| | p.m. | ☐ | ☐ | ☐ | ☐ | ☐ | ☐ | ☐ |
| | p.m. | ☐ | ☐ | ☐ | ☐ | ☐ | ☐ | ☐ |
| | a.m. | ☐ | ☐ | ☐ | ☐ | ☐ | ☐ | ☐ |
| | a.m. | ☐ | ☐ | ☐ | ☐ | ☐ | ☐ | ☐ |
| | p.m. | ☐ | ☐ | ☐ | ☐ | ☐ | ☐ | ☐ |
| | p.m. | ☐ | ☐ | ☐ | ☐ | ☐ | ☐ | ☐ |
| | a.m. | ☐ | ☐ | ☐ | ☐ | ☐ | ☐ | ☐ |
| | a.m. | ☐ | ☐ | ☐ | ☐ | ☐ | ☐ | ☐ |
| | p.m. | ☐ | ☐ | ☐ | ☐ | ☐ | ☐ | ☐ |
| | p.m. | ☐ | ☐ | ☐ | ☐ | ☐ | ☐ | ☐ |
| | a.m. | ☐ | ☐ | ☐ | ☐ | ☐ | ☐ | ☐ |
| | a.m. | ☐ | ☐ | ☐ | ☐ | ☐ | ☐ | ☐ |
| | p.m. | ☐ | ☐ | ☐ | ☐ | ☐ | ☐ | ☐ |
| | p.m. | ☐ | ☐ | ☐ | ☐ | ☐ | ☐ | ☐ |
| | a.m. | ☐ | ☐ | ☐ | ☐ | ☐ | ☐ | ☐ |
| | a.m. | ☐ | ☐ | ☐ | ☐ | ☐ | ☐ | ☐ |
| | p.m. | ☐ | ☐ | ☐ | ☐ | ☐ | ☐ | ☐ |
| | p.m. | ☐ | ☐ | ☐ | ☐ | ☐ | ☐ | ☐ |
| | a.m. | ☐ | ☐ | ☐ | ☐ | ☐ | ☐ | ☐ |
| | a.m. | ☐ | ☐ | ☐ | ☐ | ☐ | ☐ | ☐ |
| | p.m. | ☐ | ☐ | ☐ | ☐ | ☐ | ☐ | ☐ |
| | p.m. | ☐ | ☐ | ☐ | ☐ | ☐ | ☐ | ☐ |
| | a.m. | ☐ | ☐ | ☐ | ☐ | ☐ | ☐ | ☐ |
| | a.m. | ☐ | ☐ | ☐ | ☐ | ☐ | ☐ | ☐ |
| | p.m. | ☐ | ☐ | ☐ | ☐ | ☐ | ☐ | ☐ |
| | p.m. | ☐ | ☐ | ☐ | ☐ | ☐ | ☐ | ☐ |

# Notes

# Medication Log Book

Week Starting : ———————————          Week Finish : ——————————

| Medication & daily dosage | Time | Mon | Tue | Wed | Thu | Fri | Sat | Sun |
|---|---|---|---|---|---|---|---|---|
| | a.m. | ☐ | ☐ | ☐ | ☐ | ☐ | ☐ | ☐ |
| | a.m. | ☐ | ☐ | ☐ | ☐ | ☐ | ☐ | ☐ |
| | p.m. | ☐ | ☐ | ☐ | ☐ | ☐ | ☐ | ☐ |
| | p.m. | ☐ | ☐ | ☐ | ☐ | ☐ | ☐ | ☐ |
| | a.m. | ☐ | ☐ | ☐ | ☐ | ☐ | ☐ | ☐ |
| | a.m. | ☐ | ☐ | ☐ | ☐ | ☐ | ☐ | ☐ |
| | p.m. | ☐ | ☐ | ☐ | ☐ | ☐ | ☐ | ☐ |
| | p.m. | ☐ | ☐ | ☐ | ☐ | ☐ | ☐ | ☐ |
| | a.m. | ☐ | ☐ | ☐ | ☐ | ☐ | ☐ | ☐ |
| | a.m. | ☐ | ☐ | ☐ | ☐ | ☐ | ☐ | ☐ |
| | p.m. | ☐ | ☐ | ☐ | ☐ | ☐ | ☐ | ☐ |
| | p.m. | ☐ | ☐ | ☐ | ☐ | ☐ | ☐ | ☐ |
| | a.m. | ☐ | ☐ | ☐ | ☐ | ☐ | ☐ | ☐ |
| | a.m. | ☐ | ☐ | ☐ | ☐ | ☐ | ☐ | ☐ |
| | p.m. | ☐ | ☐ | ☐ | ☐ | ☐ | ☐ | ☐ |
| | p.m. | ☐ | ☐ | ☐ | ☐ | ☐ | ☐ | ☐ |
| | a.m. | ☐ | ☐ | ☐ | ☐ | ☐ | ☐ | ☐ |
| | a.m. | ☐ | ☐ | ☐ | ☐ | ☐ | ☐ | ☐ |
| | p.m. | ☐ | ☐ | ☐ | ☐ | ☐ | ☐ | ☐ |
| | p.m. | ☐ | ☐ | ☐ | ☐ | ☐ | ☐ | ☐ |
| | a.m. | ☐ | ☐ | ☐ | ☐ | ☐ | ☐ | ☐ |
| | a.m. | ☐ | ☐ | ☐ | ☐ | ☐ | ☐ | ☐ |
| | p.m. | ☐ | ☐ | ☐ | ☐ | ☐ | ☐ | ☐ |
| | p.m. | ☐ | ☐ | ☐ | ☐ | ☐ | ☐ | ☐ |
| | a.m. | ☐ | ☐ | ☐ | ☐ | ☐ | ☐ | ☐ |
| | a.m. | ☐ | ☐ | ☐ | ☐ | ☐ | ☐ | ☐ |
| | p.m. | ☐ | ☐ | ☐ | ☐ | ☐ | ☐ | ☐ |
| | p.m. | ☐ | ☐ | ☐ | ☐ | ☐ | ☐ | ☐ |

# Notes

# Medication Log Book

Week Starting : ——————————          Week Finish : ——————————

| Medication & daily dosage | Time | Mon | Tue | Wed | Thu | Fri | Sat | Sun |
|---|---|---|---|---|---|---|---|---|
| | a.m. | ☐ | ☐ | ☐ | ☐ | ☐ | ☐ | ☐ |
| | a.m. | ☐ | ☐ | ☐ | ☐ | ☐ | ☐ | ☐ |
| | p.m. | ☐ | ☐ | ☐ | ☐ | ☐ | ☐ | ☐ |
| | p.m. | ☐ | ☐ | ☐ | ☐ | ☐ | ☐ | ☐ |
| | a.m. | ☐ | ☐ | ☐ | ☐ | ☐ | ☐ | ☐ |
| | a.m. | ☐ | ☐ | ☐ | ☐ | ☐ | ☐ | ☐ |
| | p.m. | ☐ | ☐ | ☐ | ☐ | ☐ | ☐ | ☐ |
| | p.m. | ☐ | ☐ | ☐ | ☐ | ☐ | ☐ | ☐ |
| | a.m. | ☐ | ☐ | ☐ | ☐ | ☐ | ☐ | ☐ |
| | a.m. | ☐ | ☐ | ☐ | ☐ | ☐ | ☐ | ☐ |
| | p.m. | ☐ | ☐ | ☐ | ☐ | ☐ | ☐ | ☐ |
| | p.m. | ☐ | ☐ | ☐ | ☐ | ☐ | ☐ | ☐ |
| | a.m. | ☐ | ☐ | ☐ | ☐ | ☐ | ☐ | ☐ |
| | a.m. | ☐ | ☐ | ☐ | ☐ | ☐ | ☐ | ☐ |
| | p.m. | ☐ | ☐ | ☐ | ☐ | ☐ | ☐ | ☐ |
| | p.m. | ☐ | ☐ | ☐ | ☐ | ☐ | ☐ | ☐ |
| | a.m. | ☐ | ☐ | ☐ | ☐ | ☐ | ☐ | ☐ |
| | a.m. | ☐ | ☐ | ☐ | ☐ | ☐ | ☐ | ☐ |
| | p.m. | ☐ | ☐ | ☐ | ☐ | ☐ | ☐ | ☐ |
| | p.m. | ☐ | ☐ | ☐ | ☐ | ☐ | ☐ | ☐ |
| | a.m. | ☐ | ☐ | ☐ | ☐ | ☐ | ☐ | ☐ |
| | a.m. | ☐ | ☐ | ☐ | ☐ | ☐ | ☐ | ☐ |
| | p.m. | ☐ | ☐ | ☐ | ☐ | ☐ | ☐ | ☐ |
| | p.m. | ☐ | ☐ | ☐ | ☐ | ☐ | ☐ | ☐ |
| | a.m. | ☐ | ☐ | ☐ | ☐ | ☐ | ☐ | ☐ |
| | a.m. | ☐ | ☐ | ☐ | ☐ | ☐ | ☐ | ☐ |
| | p.m. | ☐ | ☐ | ☐ | ☐ | ☐ | ☐ | ☐ |
| | p.m. | ☐ | ☐ | ☐ | ☐ | ☐ | ☐ | ☐ |

# Notes

# Medication Log Book

Week Starting : _____     Week Finish : _____

| Medication & daily dosage | Time | Mon | Tue | Wed | Thu | Fri | Sat | Sun |
|---|---|---|---|---|---|---|---|---|
| | a.m. | ☐ | ☐ | ☐ | ☐ | ☐ | ☐ | ☐ |
| | a.m. | ☐ | ☐ | ☐ | ☐ | ☐ | ☐ | ☐ |
| | p.m. | ☐ | ☐ | ☐ | ☐ | ☐ | ☐ | ☐ |
| | p.m. | ☐ | ☐ | ☐ | ☐ | ☐ | ☐ | ☐ |
| | a.m. | ☐ | ☐ | ☐ | ☐ | ☐ | ☐ | ☐ |
| | a.m. | ☐ | ☐ | ☐ | ☐ | ☐ | ☐ | ☐ |
| | p.m. | ☐ | ☐ | ☐ | ☐ | ☐ | ☐ | ☐ |
| | p.m. | ☐ | ☐ | ☐ | ☐ | ☐ | ☐ | ☐ |
| | a.m. | ☐ | ☐ | ☐ | ☐ | ☐ | ☐ | ☐ |
| | a.m. | ☐ | ☐ | ☐ | ☐ | ☐ | ☐ | ☐ |
| | p.m. | ☐ | ☐ | ☐ | ☐ | ☐ | ☐ | ☐ |
| | p.m. | ☐ | ☐ | ☐ | ☐ | ☐ | ☐ | ☐ |
| | a.m. | ☐ | ☐ | ☐ | ☐ | ☐ | ☐ | ☐ |
| | a.m. | ☐ | ☐ | ☐ | ☐ | ☐ | ☐ | ☐ |
| | p.m. | ☐ | ☐ | ☐ | ☐ | ☐ | ☐ | ☐ |
| | p.m. | ☐ | ☐ | ☐ | ☐ | ☐ | ☐ | ☐ |
| | a.m. | ☐ | ☐ | ☐ | ☐ | ☐ | ☐ | ☐ |
| | a.m. | ☐ | ☐ | ☐ | ☐ | ☐ | ☐ | ☐ |
| | p.m. | ☐ | ☐ | ☐ | ☐ | ☐ | ☐ | ☐ |
| | p.m. | ☐ | ☐ | ☐ | ☐ | ☐ | ☐ | ☐ |
| | a.m. | ☐ | ☐ | ☐ | ☐ | ☐ | ☐ | ☐ |
| | a.m. | ☐ | ☐ | ☐ | ☐ | ☐ | ☐ | ☐ |
| | p.m. | ☐ | ☐ | ☐ | ☐ | ☐ | ☐ | ☐ |
| | p.m. | ☐ | ☐ | ☐ | ☐ | ☐ | ☐ | ☐ |
| | a.m. | ☐ | ☐ | ☐ | ☐ | ☐ | ☐ | ☐ |
| | a.m. | ☐ | ☐ | ☐ | ☐ | ☐ | ☐ | ☐ |
| | p.m. | ☐ | ☐ | ☐ | ☐ | ☐ | ☐ | ☐ |
| | p.m. | ☐ | ☐ | ☐ | ☐ | ☐ | ☐ | ☐ |

# Notes

# Medication Log Book

Week Starting : ———————          Week Finish : ———————

| Medication & daily dosage | Time | Mon | Tue | Wed | Thu | Fri | Sat | Sun |
|---|---|---|---|---|---|---|---|---|
| | a.m. | ☐ | ☐ | ☐ | ☐ | ☐ | ☐ | ☐ |
| | a.m. | ☐ | ☐ | ☐ | ☐ | ☐ | ☐ | ☐ |
| | p.m. | ☐ | ☐ | ☐ | ☐ | ☐ | ☐ | ☐ |
| | p.m. | ☐ | ☐ | ☐ | ☐ | ☐ | ☐ | ☐ |
| | a.m. | ☐ | ☐ | ☐ | ☐ | ☐ | ☐ | ☐ |
| | a.m. | ☐ | ☐ | ☐ | ☐ | ☐ | ☐ | ☐ |
| | p.m. | ☐ | ☐ | ☐ | ☐ | ☐ | ☐ | ☐ |
| | p.m. | ☐ | ☐ | ☐ | ☐ | ☐ | ☐ | ☐ |
| | a.m. | ☐ | ☐ | ☐ | ☐ | ☐ | ☐ | ☐ |
| | a.m. | ☐ | ☐ | ☐ | ☐ | ☐ | ☐ | ☐ |
| | p.m. | ☐ | ☐ | ☐ | ☐ | ☐ | ☐ | ☐ |
| | p.m. | ☐ | ☐ | ☐ | ☐ | ☐ | ☐ | ☐ |
| | a.m. | ☐ | ☐ | ☐ | ☐ | ☐ | ☐ | ☐ |
| | a.m. | ☐ | ☐ | ☐ | ☐ | ☐ | ☐ | ☐ |
| | p.m. | ☐ | ☐ | ☐ | ☐ | ☐ | ☐ | ☐ |
| | p.m. | ☐ | ☐ | ☐ | ☐ | ☐ | ☐ | ☐ |
| | a.m. | ☐ | ☐ | ☐ | ☐ | ☐ | ☐ | ☐ |
| | a.m. | ☐ | ☐ | ☐ | ☐ | ☐ | ☐ | ☐ |
| | p.m. | ☐ | ☐ | ☐ | ☐ | ☐ | ☐ | ☐ |
| | p.m. | ☐ | ☐ | ☐ | ☐ | ☐ | ☐ | ☐ |
| | a.m. | ☐ | ☐ | ☐ | ☐ | ☐ | ☐ | ☐ |
| | a.m. | ☐ | ☐ | ☐ | ☐ | ☐ | ☐ | ☐ |
| | p.m. | ☐ | ☐ | ☐ | ☐ | ☐ | ☐ | ☐ |
| | p.m. | ☐ | ☐ | ☐ | ☐ | ☐ | ☐ | ☐ |
| | a.m. | ☐ | ☐ | ☐ | ☐ | ☐ | ☐ | ☐ |
| | a.m. | ☐ | ☐ | ☐ | ☐ | ☐ | ☐ | ☐ |
| | p.m. | ☐ | ☐ | ☐ | ☐ | ☐ | ☐ | ☐ |
| | p.m. | ☐ | ☐ | ☐ | ☐ | ☐ | ☐ | ☐ |

# Notes

# Medication Log Book

Week Starting : _____          Week Finish : _____

| Medication & daily dosage | Time | Mon | Tue | Wed | Thu | Fri | Sat | Sun |
|---|---|---|---|---|---|---|---|---|
| | a.m. | ☐ | ☐ | ☐ | ☐ | ☐ | ☐ | ☐ |
| | a.m. | ☐ | ☐ | ☐ | ☐ | ☐ | ☐ | ☐ |
| | p.m. | ☐ | ☐ | ☐ | ☐ | ☐ | ☐ | ☐ |
| | p.m. | ☐ | ☐ | ☐ | ☐ | ☐ | ☐ | ☐ |
| | a.m. | ☐ | ☐ | ☐ | ☐ | ☐ | ☐ | ☐ |
| | a.m. | ☐ | ☐ | ☐ | ☐ | ☐ | ☐ | ☐ |
| | p.m. | ☐ | ☐ | ☐ | ☐ | ☐ | ☐ | ☐ |
| | p.m. | ☐ | ☐ | ☐ | ☐ | ☐ | ☐ | ☐ |
| | a.m. | ☐ | ☐ | ☐ | ☐ | ☐ | ☐ | ☐ |
| | a.m. | ☐ | ☐ | ☐ | ☐ | ☐ | ☐ | ☐ |
| | p.m. | ☐ | ☐ | ☐ | ☐ | ☐ | ☐ | ☐ |
| | p.m. | ☐ | ☐ | ☐ | ☐ | ☐ | ☐ | ☐ |
| | a.m. | ☐ | ☐ | ☐ | ☐ | ☐ | ☐ | ☐ |
| | a.m. | ☐ | ☐ | ☐ | ☐ | ☐ | ☐ | ☐ |
| | p.m. | ☐ | ☐ | ☐ | ☐ | ☐ | ☐ | ☐ |
| | p.m. | ☐ | ☐ | ☐ | ☐ | ☐ | ☐ | ☐ |
| | a.m. | ☐ | ☐ | ☐ | ☐ | ☐ | ☐ | ☐ |
| | a.m. | ☐ | ☐ | ☐ | ☐ | ☐ | ☐ | ☐ |
| | p.m. | ☐ | ☐ | ☐ | ☐ | ☐ | ☐ | ☐ |
| | p.m. | ☐ | ☐ | ☐ | ☐ | ☐ | ☐ | ☐ |
| | a.m. | ☐ | ☐ | ☐ | ☐ | ☐ | ☐ | ☐ |
| | a.m. | ☐ | ☐ | ☐ | ☐ | ☐ | ☐ | ☐ |
| | p.m. | ☐ | ☐ | ☐ | ☐ | ☐ | ☐ | ☐ |
| | p.m. | ☐ | ☐ | ☐ | ☐ | ☐ | ☐ | ☐ |
| | a.m. | ☐ | ☐ | ☐ | ☐ | ☐ | ☐ | ☐ |
| | a.m. | ☐ | ☐ | ☐ | ☐ | ☐ | ☐ | ☐ |
| | p.m. | ☐ | ☐ | ☐ | ☐ | ☐ | ☐ | ☐ |
| | p.m. | ☐ | ☐ | ☐ | ☐ | ☐ | ☐ | ☐ |

# Notes

# Medication Log Book

Week Starting : ————————          Week Finish : ————————

| Medication & daily dosage | Time | Mon | Tue | Wed | Thu | Fri | Sat | Sun |
|---|---|---|---|---|---|---|---|---|
| | a.m. | ☐ | ☐ | ☐ | ☐ | ☐ | ☐ | ☐ |
| | a.m. | ☐ | ☐ | ☐ | ☐ | ☐ | ☐ | ☐ |
| | p.m. | ☐ | ☐ | ☐ | ☐ | ☐ | ☐ | ☐ |
| | p.m. | ☐ | ☐ | ☐ | ☐ | ☐ | ☐ | ☐ |
| | a.m. | ☐ | ☐ | ☐ | ☐ | ☐ | ☐ | ☐ |
| | a.m. | ☐ | ☐ | ☐ | ☐ | ☐ | ☐ | ☐ |
| | p.m. | ☐ | ☐ | ☐ | ☐ | ☐ | ☐ | ☐ |
| | p.m. | ☐ | ☐ | ☐ | ☐ | ☐ | ☐ | ☐ |
| | a.m. | ☐ | ☐ | ☐ | ☐ | ☐ | ☐ | ☐ |
| | a.m. | ☐ | ☐ | ☐ | ☐ | ☐ | ☐ | ☐ |
| | p.m. | ☐ | ☐ | ☐ | ☐ | ☐ | ☐ | ☐ |
| | p.m. | ☐ | ☐ | ☐ | ☐ | ☐ | ☐ | ☐ |
| | a.m. | ☐ | ☐ | ☐ | ☐ | ☐ | ☐ | ☐ |
| | a.m. | ☐ | ☐ | ☐ | ☐ | ☐ | ☐ | ☐ |
| | p.m. | ☐ | ☐ | ☐ | ☐ | ☐ | ☐ | ☐ |
| | p.m. | ☐ | ☐ | ☐ | ☐ | ☐ | ☐ | ☐ |
| | a.m. | ☐ | ☐ | ☐ | ☐ | ☐ | ☐ | ☐ |
| | a.m. | ☐ | ☐ | ☐ | ☐ | ☐ | ☐ | ☐ |
| | p.m. | ☐ | ☐ | ☐ | ☐ | ☐ | ☐ | ☐ |
| | p.m. | ☐ | ☐ | ☐ | ☐ | ☐ | ☐ | ☐ |
| | a.m. | ☐ | ☐ | ☐ | ☐ | ☐ | ☐ | ☐ |
| | a.m. | ☐ | ☐ | ☐ | ☐ | ☐ | ☐ | ☐ |
| | p.m. | ☐ | ☐ | ☐ | ☐ | ☐ | ☐ | ☐ |
| | p.m. | ☐ | ☐ | ☐ | ☐ | ☐ | ☐ | ☐ |
| | a.m. | ☐ | ☐ | ☐ | ☐ | ☐ | ☐ | ☐ |
| | a.m. | ☐ | ☐ | ☐ | ☐ | ☐ | ☐ | ☐ |
| | p.m. | ☐ | ☐ | ☐ | ☐ | ☐ | ☐ | ☐ |
| | p.m. | ☐ | ☐ | ☐ | ☐ | ☐ | ☐ | ☐ |

# Notes

# Medication Log Book

Week Starting : ———————  Week Finish : ———————

| Medication & daily dosage | Time | Mon | Tue | Wed | Thu | Fri | Sat | Sun |
|---|---|---|---|---|---|---|---|---|
| | a.m. | ☐ | ☐ | ☐ | ☐ | ☐ | ☐ | ☐ |
| | a.m. | ☐ | ☐ | ☐ | ☐ | ☐ | ☐ | ☐ |
| | p.m. | ☐ | ☐ | ☐ | ☐ | ☐ | ☐ | ☐ |
| | p.m. | ☐ | ☐ | ☐ | ☐ | ☐ | ☐ | ☐ |
| | a.m. | ☐ | ☐ | ☐ | ☐ | ☐ | ☐ | ☐ |
| | a.m. | ☐ | ☐ | ☐ | ☐ | ☐ | ☐ | ☐ |
| | p.m. | ☐ | ☐ | ☐ | ☐ | ☐ | ☐ | ☐ |
| | p.m. | ☐ | ☐ | ☐ | ☐ | ☐ | ☐ | ☐ |
| | a.m. | ☐ | ☐ | ☐ | ☐ | ☐ | ☐ | ☐ |
| | a.m. | ☐ | ☐ | ☐ | ☐ | ☐ | ☐ | ☐ |
| | p.m. | ☐ | ☐ | ☐ | ☐ | ☐ | ☐ | ☐ |
| | p.m. | ☐ | ☐ | ☐ | ☐ | ☐ | ☐ | ☐ |
| | a.m. | ☐ | ☐ | ☐ | ☐ | ☐ | ☐ | ☐ |
| | a.m. | ☐ | ☐ | ☐ | ☐ | ☐ | ☐ | ☐ |
| | p.m. | ☐ | ☐ | ☐ | ☐ | ☐ | ☐ | ☐ |
| | p.m. | ☐ | ☐ | ☐ | ☐ | ☐ | ☐ | ☐ |
| | a.m. | ☐ | ☐ | ☐ | ☐ | ☐ | ☐ | ☐ |
| | a.m. | ☐ | ☐ | ☐ | ☐ | ☐ | ☐ | ☐ |
| | p.m. | ☐ | ☐ | ☐ | ☐ | ☐ | ☐ | ☐ |
| | p.m. | ☐ | ☐ | ☐ | ☐ | ☐ | ☐ | ☐ |
| | a.m. | ☐ | ☐ | ☐ | ☐ | ☐ | ☐ | ☐ |
| | a.m. | ☐ | ☐ | ☐ | ☐ | ☐ | ☐ | ☐ |
| | p.m. | ☐ | ☐ | ☐ | ☐ | ☐ | ☐ | ☐ |
| | p.m. | ☐ | ☐ | ☐ | ☐ | ☐ | ☐ | ☐ |
| | a.m. | ☐ | ☐ | ☐ | ☐ | ☐ | ☐ | ☐ |
| | a.m. | ☐ | ☐ | ☐ | ☐ | ☐ | ☐ | ☐ |
| | p.m. | ☐ | ☐ | ☐ | ☐ | ☐ | ☐ | ☐ |
| | p.m. | ☐ | ☐ | ☐ | ☐ | ☐ | ☐ | ☐ |

# Notes

# Medication Log Book

Week Starting : _____          Week Finish : _____

| Medication & daily dosage | Time | Mon | Tue | Wed | Thu | Fri | Sat | Sun |
|---|---|---|---|---|---|---|---|---|
| | a.m. | ☐ | ☐ | ☐ | ☐ | ☐ | ☐ | ☐ |
| | a.m. | ☐ | ☐ | ☐ | ☐ | ☐ | ☐ | ☐ |
| | p.m. | ☐ | ☐ | ☐ | ☐ | ☐ | ☐ | ☐ |
| | p.m. | ☐ | ☐ | ☐ | ☐ | ☐ | ☐ | ☐ |
| | a.m. | ☐ | ☐ | ☐ | ☐ | ☐ | ☐ | ☐ |
| | a.m. | ☐ | ☐ | ☐ | ☐ | ☐ | ☐ | ☐ |
| | p.m. | ☐ | ☐ | ☐ | ☐ | ☐ | ☐ | ☐ |
| | p.m. | ☐ | ☐ | ☐ | ☐ | ☐ | ☐ | ☐ |
| | a.m. | ☐ | ☐ | ☐ | ☐ | ☐ | ☐ | ☐ |
| | a.m. | ☐ | ☐ | ☐ | ☐ | ☐ | ☐ | ☐ |
| | p.m. | ☐ | ☐ | ☐ | ☐ | ☐ | ☐ | ☐ |
| | p.m. | ☐ | ☐ | ☐ | ☐ | ☐ | ☐ | ☐ |
| | a.m. | ☐ | ☐ | ☐ | ☐ | ☐ | ☐ | ☐ |
| | a.m. | ☐ | ☐ | ☐ | ☐ | ☐ | ☐ | ☐ |
| | p.m. | ☐ | ☐ | ☐ | ☐ | ☐ | ☐ | ☐ |
| | p.m. | ☐ | ☐ | ☐ | ☐ | ☐ | ☐ | ☐ |
| | a.m. | ☐ | ☐ | ☐ | ☐ | ☐ | ☐ | ☐ |
| | a.m. | ☐ | ☐ | ☐ | ☐ | ☐ | ☐ | ☐ |
| | p.m. | ☐ | ☐ | ☐ | ☐ | ☐ | ☐ | ☐ |
| | p.m. | ☐ | ☐ | ☐ | ☐ | ☐ | ☐ | ☐ |
| | a.m. | ☐ | ☐ | ☐ | ☐ | ☐ | ☐ | ☐ |
| | a.m. | ☐ | ☐ | ☐ | ☐ | ☐ | ☐ | ☐ |
| | p.m. | ☐ | ☐ | ☐ | ☐ | ☐ | ☐ | ☐ |
| | p.m. | ☐ | ☐ | ☐ | ☐ | ☐ | ☐ | ☐ |
| | a.m. | ☐ | ☐ | ☐ | ☐ | ☐ | ☐ | ☐ |
| | a.m. | ☐ | ☐ | ☐ | ☐ | ☐ | ☐ | ☐ |
| | p.m. | ☐ | ☐ | ☐ | ☐ | ☐ | ☐ | ☐ |
| | p.m. | ☐ | ☐ | ☐ | ☐ | ☐ | ☐ | ☐ |

# Notes

# Medication Log Book

Week Starting : ———————     Week Finish : ——————

| Medication & daily dosage | Time | Mon | Tue | Wed | Thu | Fri | Sat | Sun |
|---|---|---|---|---|---|---|---|---|
| | a.m. | ☐ | ☐ | ☐ | ☐ | ☐ | ☐ | ☐ |
| | a.m. | ☐ | ☐ | ☐ | ☐ | ☐ | ☐ | ☐ |
| | p.m. | ☐ | ☐ | ☐ | ☐ | ☐ | ☐ | ☐ |
| | p.m. | ☐ | ☐ | ☐ | ☐ | ☐ | ☐ | ☐ |
| | a.m. | ☐ | ☐ | ☐ | ☐ | ☐ | ☐ | ☐ |
| | a.m. | ☐ | ☐ | ☐ | ☐ | ☐ | ☐ | ☐ |
| | p.m. | ☐ | ☐ | ☐ | ☐ | ☐ | ☐ | ☐ |
| | p.m. | ☐ | ☐ | ☐ | ☐ | ☐ | ☐ | ☐ |
| | a.m. | ☐ | ☐ | ☐ | ☐ | ☐ | ☐ | ☐ |
| | a.m. | ☐ | ☐ | ☐ | ☐ | ☐ | ☐ | ☐ |
| | p.m. | ☐ | ☐ | ☐ | ☐ | ☐ | ☐ | ☐ |
| | p.m. | ☐ | ☐ | ☐ | ☐ | ☐ | ☐ | ☐ |
| | a.m. | ☐ | ☐ | ☐ | ☐ | ☐ | ☐ | ☐ |
| | a.m. | ☐ | ☐ | ☐ | ☐ | ☐ | ☐ | ☐ |
| | p.m. | ☐ | ☐ | ☐ | ☐ | ☐ | ☐ | ☐ |
| | p.m. | ☐ | ☐ | ☐ | ☐ | ☐ | ☐ | ☐ |
| | a.m. | ☐ | ☐ | ☐ | ☐ | ☐ | ☐ | ☐ |
| | a.m. | ☐ | ☐ | ☐ | ☐ | ☐ | ☐ | ☐ |
| | p.m. | ☐ | ☐ | ☐ | ☐ | ☐ | ☐ | ☐ |
| | p.m. | ☐ | ☐ | ☐ | ☐ | ☐ | ☐ | ☐ |
| | a.m. | ☐ | ☐ | ☐ | ☐ | ☐ | ☐ | ☐ |
| | a.m. | ☐ | ☐ | ☐ | ☐ | ☐ | ☐ | ☐ |
| | p.m. | ☐ | ☐ | ☐ | ☐ | ☐ | ☐ | ☐ |
| | p.m. | ☐ | ☐ | ☐ | ☐ | ☐ | ☐ | ☐ |
| | a.m. | ☐ | ☐ | ☐ | ☐ | ☐ | ☐ | ☐ |
| | a.m. | ☐ | ☐ | ☐ | ☐ | ☐ | ☐ | ☐ |
| | p.m. | ☐ | ☐ | ☐ | ☐ | ☐ | ☐ | ☐ |
| | p.m. | ☐ | ☐ | ☐ | ☐ | ☐ | ☐ | ☐ |

# Notes

# Medication Log Book

Week Starting : _____          Week Finish : _____

| Medication & daily dosage | Time | Mon | Tue | Wed | Thu | Fri | Sat | Sun |
|---|---|---|---|---|---|---|---|---|
| | a.m. | ☐ | ☐ | ☐ | ☐ | ☐ | ☐ | ☐ |
| | a.m. | ☐ | ☐ | ☐ | ☐ | ☐ | ☐ | ☐ |
| | p.m. | ☐ | ☐ | ☐ | ☐ | ☐ | ☐ | ☐ |
| | p.m. | ☐ | ☐ | ☐ | ☐ | ☐ | ☐ | ☐ |
| | a.m. | ☐ | ☐ | ☐ | ☐ | ☐ | ☐ | ☐ |
| | a.m. | ☐ | ☐ | ☐ | ☐ | ☐ | ☐ | ☐ |
| | p.m. | ☐ | ☐ | ☐ | ☐ | ☐ | ☐ | ☐ |
| | p.m. | ☐ | ☐ | ☐ | ☐ | ☐ | ☐ | ☐ |
| | a.m. | ☐ | ☐ | ☐ | ☐ | ☐ | ☐ | ☐ |
| | a.m. | ☐ | ☐ | ☐ | ☐ | ☐ | ☐ | ☐ |
| | p.m. | ☐ | ☐ | ☐ | ☐ | ☐ | ☐ | ☐ |
| | p.m. | ☐ | ☐ | ☐ | ☐ | ☐ | ☐ | ☐ |
| | a.m. | ☐ | ☐ | ☐ | ☐ | ☐ | ☐ | ☐ |
| | a.m. | ☐ | ☐ | ☐ | ☐ | ☐ | ☐ | ☐ |
| | p.m. | ☐ | ☐ | ☐ | ☐ | ☐ | ☐ | ☐ |
| | p.m. | ☐ | ☐ | ☐ | ☐ | ☐ | ☐ | ☐ |
| | a.m. | ☐ | ☐ | ☐ | ☐ | ☐ | ☐ | ☐ |
| | a.m. | ☐ | ☐ | ☐ | ☐ | ☐ | ☐ | ☐ |
| | p.m. | ☐ | ☐ | ☐ | ☐ | ☐ | ☐ | ☐ |
| | p.m. | ☐ | ☐ | ☐ | ☐ | ☐ | ☐ | ☐ |
| | a.m. | ☐ | ☐ | ☐ | ☐ | ☐ | ☐ | ☐ |
| | a.m. | ☐ | ☐ | ☐ | ☐ | ☐ | ☐ | ☐ |
| | p.m. | ☐ | ☐ | ☐ | ☐ | ☐ | ☐ | ☐ |
| | p.m. | ☐ | ☐ | ☐ | ☐ | ☐ | ☐ | ☐ |
| | a.m. | ☐ | ☐ | ☐ | ☐ | ☐ | ☐ | ☐ |
| | a.m. | ☐ | ☐ | ☐ | ☐ | ☐ | ☐ | ☐ |
| | p.m. | ☐ | ☐ | ☐ | ☐ | ☐ | ☐ | ☐ |
| | p.m. | ☐ | ☐ | ☐ | ☐ | ☐ | ☐ | ☐ |

# Notes

# Medication Log Book

Week Starting : ─────────────           Week Finish : ──────────

| Medication & daily dosage | Time | Mon | Tue | Wed | Thu | Fri | Sat | Sun |
|---|---|---|---|---|---|---|---|---|
| | a.m. | ☐ | ☐ | ☐ | ☐ | ☐ | ☐ | ☐ |
| | a.m. | ☐ | ☐ | ☐ | ☐ | ☐ | ☐ | ☐ |
| | p.m. | ☐ | ☐ | ☐ | ☐ | ☐ | ☐ | ☐ |
| | p.m. | ☐ | ☐ | ☐ | ☐ | ☐ | ☐ | ☐ |
| | a.m. | ☐ | ☐ | ☐ | ☐ | ☐ | ☐ | ☐ |
| | a.m. | ☐ | ☐ | ☐ | ☐ | ☐ | ☐ | ☐ |
| | p.m. | ☐ | ☐ | ☐ | ☐ | ☐ | ☐ | ☐ |
| | p.m. | ☐ | ☐ | ☐ | ☐ | ☐ | ☐ | ☐ |
| | a.m. | ☐ | ☐ | ☐ | ☐ | ☐ | ☐ | ☐ |
| | a.m. | ☐ | ☐ | ☐ | ☐ | ☐ | ☐ | ☐ |
| | p.m. | ☐ | ☐ | ☐ | ☐ | ☐ | ☐ | ☐ |
| | p.m. | ☐ | ☐ | ☐ | ☐ | ☐ | ☐ | ☐ |
| | a.m. | ☐ | ☐ | ☐ | ☐ | ☐ | ☐ | ☐ |
| | a.m. | ☐ | ☐ | ☐ | ☐ | ☐ | ☐ | ☐ |
| | p.m. | ☐ | ☐ | ☐ | ☐ | ☐ | ☐ | ☐ |
| | p.m. | ☐ | ☐ | ☐ | ☐ | ☐ | ☐ | ☐ |
| | a.m. | ☐ | ☐ | ☐ | ☐ | ☐ | ☐ | ☐ |
| | a.m. | ☐ | ☐ | ☐ | ☐ | ☐ | ☐ | ☐ |
| | p.m. | ☐ | ☐ | ☐ | ☐ | ☐ | ☐ | ☐ |
| | p.m. | ☐ | ☐ | ☐ | ☐ | ☐ | ☐ | ☐ |
| | a.m. | ☐ | ☐ | ☐ | ☐ | ☐ | ☐ | ☐ |
| | a.m. | ☐ | ☐ | ☐ | ☐ | ☐ | ☐ | ☐ |
| | p.m. | ☐ | ☐ | ☐ | ☐ | ☐ | ☐ | ☐ |
| | p.m. | ☐ | ☐ | ☐ | ☐ | ☐ | ☐ | ☐ |
| | a.m. | ☐ | ☐ | ☐ | ☐ | ☐ | ☐ | ☐ |
| | a.m. | ☐ | ☐ | ☐ | ☐ | ☐ | ☐ | ☐ |
| | p.m. | ☐ | ☐ | ☐ | ☐ | ☐ | ☐ | ☐ |
| | p.m. | ☐ | ☐ | ☐ | ☐ | ☐ | ☐ | ☐ |

# Notes

# Medication Log Book

Week Starting : —————————       Week Finish : —————————

| Medication & daily dosage | Time | Mon | Tue | Wed | Thu | Fri | Sat | Sun |
|---|---|---|---|---|---|---|---|---|
|  | a.m. | ☐ | ☐ | ☐ | ☐ | ☐ | ☐ | ☐ |
|  | a.m. | ☐ | ☐ | ☐ | ☐ | ☐ | ☐ | ☐ |
|  | p.m. | ☐ | ☐ | ☐ | ☐ | ☐ | ☐ | ☐ |
|  | p.m. | ☐ | ☐ | ☐ | ☐ | ☐ | ☐ | ☐ |
|  | a.m. | ☐ | ☐ | ☐ | ☐ | ☐ | ☐ | ☐ |
|  | a.m. | ☐ | ☐ | ☐ | ☐ | ☐ | ☐ | ☐ |
|  | p.m. | ☐ | ☐ | ☐ | ☐ | ☐ | ☐ | ☐ |
|  | p.m. | ☐ | ☐ | ☐ | ☐ | ☐ | ☐ | ☐ |
|  | a.m. | ☐ | ☐ | ☐ | ☐ | ☐ | ☐ | ☐ |
|  | a.m. | ☐ | ☐ | ☐ | ☐ | ☐ | ☐ | ☐ |
|  | p.m. | ☐ | ☐ | ☐ | ☐ | ☐ | ☐ | ☐ |
|  | p.m. | ☐ | ☐ | ☐ | ☐ | ☐ | ☐ | ☐ |
|  | a.m. | ☐ | ☐ | ☐ | ☐ | ☐ | ☐ | ☐ |
|  | a.m. | ☐ | ☐ | ☐ | ☐ | ☐ | ☐ | ☐ |
|  | p.m. | ☐ | ☐ | ☐ | ☐ | ☐ | ☐ | ☐ |
|  | p.m. | ☐ | ☐ | ☐ | ☐ | ☐ | ☐ | ☐ |
|  | a.m. | ☐ | ☐ | ☐ | ☐ | ☐ | ☐ | ☐ |
|  | a.m. | ☐ | ☐ | ☐ | ☐ | ☐ | ☐ | ☐ |
|  | p.m. | ☐ | ☐ | ☐ | ☐ | ☐ | ☐ | ☐ |
|  | p.m. | ☐ | ☐ | ☐ | ☐ | ☐ | ☐ | ☐ |
|  | a.m. | ☐ | ☐ | ☐ | ☐ | ☐ | ☐ | ☐ |
|  | a.m. | ☐ | ☐ | ☐ | ☐ | ☐ | ☐ | ☐ |
|  | p.m. | ☐ | ☐ | ☐ | ☐ | ☐ | ☐ | ☐ |
|  | p.m. | ☐ | ☐ | ☐ | ☐ | ☐ | ☐ | ☐ |
|  | a.m. | ☐ | ☐ | ☐ | ☐ | ☐ | ☐ | ☐ |
|  | a.m. | ☐ | ☐ | ☐ | ☐ | ☐ | ☐ | ☐ |
|  | p.m. | ☐ | ☐ | ☐ | ☐ | ☐ | ☐ | ☐ |
|  | p.m. | ☐ | ☐ | ☐ | ☐ | ☐ | ☐ | ☐ |

# Notes

# Medication Log Book

Week Starting : ———————          Week Finish : ———————

| Medication & daily dosage | Time | Mon | Tue | Wed | Thu | Fri | Sat | Sun |
|---|---|---|---|---|---|---|---|---|
|  | a.m. | ☐ | ☐ | ☐ | ☐ | ☐ | ☐ | ☐ |
|  | a.m. | ☐ | ☐ | ☐ | ☐ | ☐ | ☐ | ☐ |
|  | p.m. | ☐ | ☐ | ☐ | ☐ | ☐ | ☐ | ☐ |
|  | p.m. | ☐ | ☐ | ☐ | ☐ | ☐ | ☐ | ☐ |
|  | a.m. | ☐ | ☐ | ☐ | ☐ | ☐ | ☐ | ☐ |
|  | a.m. | ☐ | ☐ | ☐ | ☐ | ☐ | ☐ | ☐ |
|  | p.m. | ☐ | ☐ | ☐ | ☐ | ☐ | ☐ | ☐ |
|  | p.m. | ☐ | ☐ | ☐ | ☐ | ☐ | ☐ | ☐ |
|  | a.m. | ☐ | ☐ | ☐ | ☐ | ☐ | ☐ | ☐ |
|  | a.m. | ☐ | ☐ | ☐ | ☐ | ☐ | ☐ | ☐ |
|  | p.m. | ☐ | ☐ | ☐ | ☐ | ☐ | ☐ | ☐ |
|  | p.m. | ☐ | ☐ | ☐ | ☐ | ☐ | ☐ | ☐ |
|  | a.m. | ☐ | ☐ | ☐ | ☐ | ☐ | ☐ | ☐ |
|  | a.m. | ☐ | ☐ | ☐ | ☐ | ☐ | ☐ | ☐ |
|  | p.m. | ☐ | ☐ | ☐ | ☐ | ☐ | ☐ | ☐ |
|  | p.m. | ☐ | ☐ | ☐ | ☐ | ☐ | ☐ | ☐ |
|  | a.m. | ☐ | ☐ | ☐ | ☐ | ☐ | ☐ | ☐ |
|  | a.m. | ☐ | ☐ | ☐ | ☐ | ☐ | ☐ | ☐ |
|  | p.m. | ☐ | ☐ | ☐ | ☐ | ☐ | ☐ | ☐ |
|  | p.m. | ☐ | ☐ | ☐ | ☐ | ☐ | ☐ | ☐ |
|  | a.m. | ☐ | ☐ | ☐ | ☐ | ☐ | ☐ | ☐ |
|  | a.m. | ☐ | ☐ | ☐ | ☐ | ☐ | ☐ | ☐ |
|  | p.m. | ☐ | ☐ | ☐ | ☐ | ☐ | ☐ | ☐ |
|  | p.m. | ☐ | ☐ | ☐ | ☐ | ☐ | ☐ | ☐ |
|  | a.m. | ☐ | ☐ | ☐ | ☐ | ☐ | ☐ | ☐ |
|  | a.m. | ☐ | ☐ | ☐ | ☐ | ☐ | ☐ | ☐ |
|  | p.m. | ☐ | ☐ | ☐ | ☐ | ☐ | ☐ | ☐ |
|  | p.m. | ☐ | ☐ | ☐ | ☐ | ☐ | ☐ | ☐ |

# Notes

# Medication Log Book

Week Starting : _____          Week Finish : _____

| Medication & daily dosage | Time | Mon | Tue | Wed | Thu | Fri | Sat | Sun |
|---|---|---|---|---|---|---|---|---|
| | a.m. | ☐ | ☐ | ☐ | ☐ | ☐ | ☐ | ☐ |
| | a.m. | ☐ | ☐ | ☐ | ☐ | ☐ | ☐ | ☐ |
| | p.m. | ☐ | ☐ | ☐ | ☐ | ☐ | ☐ | ☐ |
| | p.m. | ☐ | ☐ | ☐ | ☐ | ☐ | ☐ | ☐ |
| | a.m. | ☐ | ☐ | ☐ | ☐ | ☐ | ☐ | ☐ |
| | a.m. | ☐ | ☐ | ☐ | ☐ | ☐ | ☐ | ☐ |
| | p.m. | ☐ | ☐ | ☐ | ☐ | ☐ | ☐ | ☐ |
| | p.m. | ☐ | ☐ | ☐ | ☐ | ☐ | ☐ | ☐ |
| | a.m. | ☐ | ☐ | ☐ | ☐ | ☐ | ☐ | ☐ |
| | a.m. | ☐ | ☐ | ☐ | ☐ | ☐ | ☐ | ☐ |
| | p.m. | ☐ | ☐ | ☐ | ☐ | ☐ | ☐ | ☐ |
| | p.m. | ☐ | ☐ | ☐ | ☐ | ☐ | ☐ | ☐ |
| | a.m. | ☐ | ☐ | ☐ | ☐ | ☐ | ☐ | ☐ |
| | a.m. | ☐ | ☐ | ☐ | ☐ | ☐ | ☐ | ☐ |
| | p.m. | ☐ | ☐ | ☐ | ☐ | ☐ | ☐ | ☐ |
| | p.m. | ☐ | ☐ | ☐ | ☐ | ☐ | ☐ | ☐ |
| | a.m. | ☐ | ☐ | ☐ | ☐ | ☐ | ☐ | ☐ |
| | a.m. | ☐ | ☐ | ☐ | ☐ | ☐ | ☐ | ☐ |
| | p.m. | ☐ | ☐ | ☐ | ☐ | ☐ | ☐ | ☐ |
| | p.m. | ☐ | ☐ | ☐ | ☐ | ☐ | ☐ | ☐ |
| | a.m. | ☐ | ☐ | ☐ | ☐ | ☐ | ☐ | ☐ |
| | a.m. | ☐ | ☐ | ☐ | ☐ | ☐ | ☐ | ☐ |
| | p.m. | ☐ | ☐ | ☐ | ☐ | ☐ | ☐ | ☐ |
| | p.m. | ☐ | ☐ | ☐ | ☐ | ☐ | ☐ | ☐ |
| | a.m. | ☐ | ☐ | ☐ | ☐ | ☐ | ☐ | ☐ |
| | a.m. | ☐ | ☐ | ☐ | ☐ | ☐ | ☐ | ☐ |
| | p.m. | ☐ | ☐ | ☐ | ☐ | ☐ | ☐ | ☐ |
| | p.m. | ☐ | ☐ | ☐ | ☐ | ☐ | ☐ | ☐ |

# Notes

# Medication Log Book

Week Starting : _____          Week Finish : _____

| Medication & daily dosage | Time | Mon | Tue | Wed | Thu | Fri | Sat | Sun |
|---|---|---|---|---|---|---|---|---|
| | a.m. | ☐ | ☐ | ☐ | ☐ | ☐ | ☐ | ☐ |
| | a.m. | ☐ | ☐ | ☐ | ☐ | ☐ | ☐ | ☐ |
| | p.m. | ☐ | ☐ | ☐ | ☐ | ☐ | ☐ | ☐ |
| | p.m. | ☐ | ☐ | ☐ | ☐ | ☐ | ☐ | ☐ |
| | a.m. | ☐ | ☐ | ☐ | ☐ | ☐ | ☐ | ☐ |
| | a.m. | ☐ | ☐ | ☐ | ☐ | ☐ | ☐ | ☐ |
| | p.m. | ☐ | ☐ | ☐ | ☐ | ☐ | ☐ | ☐ |
| | p.m. | ☐ | ☐ | ☐ | ☐ | ☐ | ☐ | ☐ |
| | a.m. | ☐ | ☐ | ☐ | ☐ | ☐ | ☐ | ☐ |
| | a.m. | ☐ | ☐ | ☐ | ☐ | ☐ | ☐ | ☐ |
| | p.m. | ☐ | ☐ | ☐ | ☐ | ☐ | ☐ | ☐ |
| | p.m. | ☐ | ☐ | ☐ | ☐ | ☐ | ☐ | ☐ |
| | a.m. | ☐ | ☐ | ☐ | ☐ | ☐ | ☐ | ☐ |
| | a.m. | ☐ | ☐ | ☐ | ☐ | ☐ | ☐ | ☐ |
| | p.m. | ☐ | ☐ | ☐ | ☐ | ☐ | ☐ | ☐ |
| | p.m. | ☐ | ☐ | ☐ | ☐ | ☐ | ☐ | ☐ |
| | a.m. | ☐ | ☐ | ☐ | ☐ | ☐ | ☐ | ☐ |
| | a.m. | ☐ | ☐ | ☐ | ☐ | ☐ | ☐ | ☐ |
| | p.m. | ☐ | ☐ | ☐ | ☐ | ☐ | ☐ | ☐ |
| | p.m. | ☐ | ☐ | ☐ | ☐ | ☐ | ☐ | ☐ |
| | a.m. | ☐ | ☐ | ☐ | ☐ | ☐ | ☐ | ☐ |
| | a.m. | ☐ | ☐ | ☐ | ☐ | ☐ | ☐ | ☐ |
| | p.m. | ☐ | ☐ | ☐ | ☐ | ☐ | ☐ | ☐ |
| | p.m. | ☐ | ☐ | ☐ | ☐ | ☐ | ☐ | ☐ |
| | a.m. | ☐ | ☐ | ☐ | ☐ | ☐ | ☐ | ☐ |
| | a.m. | ☐ | ☐ | ☐ | ☐ | ☐ | ☐ | ☐ |
| | p.m. | ☐ | ☐ | ☐ | ☐ | ☐ | ☐ | ☐ |
| | p.m. | ☐ | ☐ | ☐ | ☐ | ☐ | ☐ | ☐ |

# Notes

# Medication Log Book

Week Starting : _____          Week Finish : _____

| Medication & daily dosage | Time | Mon | Tue | Wed | Thu | Fri | Sat | Sun |
|---|---|---|---|---|---|---|---|---|
| | a.m. | ☐ | ☐ | ☐ | ☐ | ☐ | ☐ | ☐ |
| | a.m. | ☐ | ☐ | ☐ | ☐ | ☐ | ☐ | ☐ |
| | p.m. | ☐ | ☐ | ☐ | ☐ | ☐ | ☐ | ☐ |
| | p.m. | ☐ | ☐ | ☐ | ☐ | ☐ | ☐ | ☐ |
| | a.m. | ☐ | ☐ | ☐ | ☐ | ☐ | ☐ | ☐ |
| | a.m. | ☐ | ☐ | ☐ | ☐ | ☐ | ☐ | ☐ |
| | p.m. | ☐ | ☐ | ☐ | ☐ | ☐ | ☐ | ☐ |
| | p.m. | ☐ | ☐ | ☐ | ☐ | ☐ | ☐ | ☐ |
| | a.m. | ☐ | ☐ | ☐ | ☐ | ☐ | ☐ | ☐ |
| | a.m. | ☐ | ☐ | ☐ | ☐ | ☐ | ☐ | ☐ |
| | p.m. | ☐ | ☐ | ☐ | ☐ | ☐ | ☐ | ☐ |
| | p.m. | ☐ | ☐ | ☐ | ☐ | ☐ | ☐ | ☐ |
| | a.m. | ☐ | ☐ | ☐ | ☐ | ☐ | ☐ | ☐ |
| | a.m. | ☐ | ☐ | ☐ | ☐ | ☐ | ☐ | ☐ |
| | p.m. | ☐ | ☐ | ☐ | ☐ | ☐ | ☐ | ☐ |
| | p.m. | ☐ | ☐ | ☐ | ☐ | ☐ | ☐ | ☐ |
| | a.m. | ☐ | ☐ | ☐ | ☐ | ☐ | ☐ | ☐ |
| | a.m. | ☐ | ☐ | ☐ | ☐ | ☐ | ☐ | ☐ |
| | p.m. | ☐ | ☐ | ☐ | ☐ | ☐ | ☐ | ☐ |
| | p.m. | ☐ | ☐ | ☐ | ☐ | ☐ | ☐ | ☐ |
| | a.m. | ☐ | ☐ | ☐ | ☐ | ☐ | ☐ | ☐ |
| | a.m. | ☐ | ☐ | ☐ | ☐ | ☐ | ☐ | ☐ |
| | p.m. | ☐ | ☐ | ☐ | ☐ | ☐ | ☐ | ☐ |
| | p.m. | ☐ | ☐ | ☐ | ☐ | ☐ | ☐ | ☐ |
| | a.m. | ☐ | ☐ | ☐ | ☐ | ☐ | ☐ | ☐ |
| | a.m. | ☐ | ☐ | ☐ | ☐ | ☐ | ☐ | ☐ |
| | p.m. | ☐ | ☐ | ☐ | ☐ | ☐ | ☐ | ☐ |
| | p.m. | ☐ | ☐ | ☐ | ☐ | ☐ | ☐ | ☐ |

# Notes

# Medication Log Book

Week Starting : _____          Week Finish : _____

| Medication & daily dosage | Time | Mon | Tue | Wed | Thu | Fri | Sat | Sun |
|---|---|---|---|---|---|---|---|---|
| | a.m. | ☐ | ☐ | ☐ | ☐ | ☐ | ☐ | ☐ |
| | a.m. | ☐ | ☐ | ☐ | ☐ | ☐ | ☐ | ☐ |
| | p.m. | ☐ | ☐ | ☐ | ☐ | ☐ | ☐ | ☐ |
| | p.m. | ☐ | ☐ | ☐ | ☐ | ☐ | ☐ | ☐ |
| | a.m. | ☐ | ☐ | ☐ | ☐ | ☐ | ☐ | ☐ |
| | a.m. | ☐ | ☐ | ☐ | ☐ | ☐ | ☐ | ☐ |
| | p.m. | ☐ | ☐ | ☐ | ☐ | ☐ | ☐ | ☐ |
| | p.m. | ☐ | ☐ | ☐ | ☐ | ☐ | ☐ | ☐ |
| | a.m. | ☐ | ☐ | ☐ | ☐ | ☐ | ☐ | ☐ |
| | a.m. | ☐ | ☐ | ☐ | ☐ | ☐ | ☐ | ☐ |
| | p.m. | ☐ | ☐ | ☐ | ☐ | ☐ | ☐ | ☐ |
| | p.m. | ☐ | ☐ | ☐ | ☐ | ☐ | ☐ | ☐ |
| | a.m. | ☐ | ☐ | ☐ | ☐ | ☐ | ☐ | ☐ |
| | a.m. | ☐ | ☐ | ☐ | ☐ | ☐ | ☐ | ☐ |
| | p.m. | ☐ | ☐ | ☐ | ☐ | ☐ | ☐ | ☐ |
| | p.m. | ☐ | ☐ | ☐ | ☐ | ☐ | ☐ | ☐ |
| | a.m. | ☐ | ☐ | ☐ | ☐ | ☐ | ☐ | ☐ |
| | a.m. | ☐ | ☐ | ☐ | ☐ | ☐ | ☐ | ☐ |
| | p.m. | ☐ | ☐ | ☐ | ☐ | ☐ | ☐ | ☐ |
| | p.m. | ☐ | ☐ | ☐ | ☐ | ☐ | ☐ | ☐ |
| | a.m. | ☐ | ☐ | ☐ | ☐ | ☐ | ☐ | ☐ |
| | a.m. | ☐ | ☐ | ☐ | ☐ | ☐ | ☐ | ☐ |
| | p.m. | ☐ | ☐ | ☐ | ☐ | ☐ | ☐ | ☐ |
| | p.m. | ☐ | ☐ | ☐ | ☐ | ☐ | ☐ | ☐ |
| | a.m. | ☐ | ☐ | ☐ | ☐ | ☐ | ☐ | ☐ |
| | a.m. | ☐ | ☐ | ☐ | ☐ | ☐ | ☐ | ☐ |
| | p.m. | ☐ | ☐ | ☐ | ☐ | ☐ | ☐ | ☐ |
| | p.m. | ☐ | ☐ | ☐ | ☐ | ☐ | ☐ | ☐ |

# Notes

# Medication Log Book

Week Starting : —————————          Week Finish : —————————

| Medication & daily dosage | Time | Mon | Tue | Wed | Thu | Fri | Sat | Sun |
|---|---|---|---|---|---|---|---|---|
| | a.m. | ☐ | ☐ | ☐ | ☐ | ☐ | ☐ | ☐ |
| | a.m. | ☐ | ☐ | ☐ | ☐ | ☐ | ☐ | ☐ |
| | p.m. | ☐ | ☐ | ☐ | ☐ | ☐ | ☐ | ☐ |
| | p.m. | ☐ | ☐ | ☐ | ☐ | ☐ | ☐ | ☐ |
| | a.m. | ☐ | ☐ | ☐ | ☐ | ☐ | ☐ | ☐ |
| | a.m. | ☐ | ☐ | ☐ | ☐ | ☐ | ☐ | ☐ |
| | p.m. | ☐ | ☐ | ☐ | ☐ | ☐ | ☐ | ☐ |
| | p.m. | ☐ | ☐ | ☐ | ☐ | ☐ | ☐ | ☐ |
| | a.m. | ☐ | ☐ | ☐ | ☐ | ☐ | ☐ | ☐ |
| | a.m. | ☐ | ☐ | ☐ | ☐ | ☐ | ☐ | ☐ |
| | p.m. | ☐ | ☐ | ☐ | ☐ | ☐ | ☐ | ☐ |
| | p.m. | ☐ | ☐ | ☐ | ☐ | ☐ | ☐ | ☐ |
| | a.m. | ☐ | ☐ | ☐ | ☐ | ☐ | ☐ | ☐ |
| | a.m. | ☐ | ☐ | ☐ | ☐ | ☐ | ☐ | ☐ |
| | p.m. | ☐ | ☐ | ☐ | ☐ | ☐ | ☐ | ☐ |
| | p.m. | ☐ | ☐ | ☐ | ☐ | ☐ | ☐ | ☐ |
| | a.m. | ☐ | ☐ | ☐ | ☐ | ☐ | ☐ | ☐ |
| | a.m. | ☐ | ☐ | ☐ | ☐ | ☐ | ☐ | ☐ |
| | p.m. | ☐ | ☐ | ☐ | ☐ | ☐ | ☐ | ☐ |
| | p.m. | ☐ | ☐ | ☐ | ☐ | ☐ | ☐ | ☐ |
| | a.m. | ☐ | ☐ | ☐ | ☐ | ☐ | ☐ | ☐ |
| | a.m. | ☐ | ☐ | ☐ | ☐ | ☐ | ☐ | ☐ |
| | p.m. | ☐ | ☐ | ☐ | ☐ | ☐ | ☐ | ☐ |
| | p.m. | ☐ | ☐ | ☐ | ☐ | ☐ | ☐ | ☐ |
| | a.m. | ☐ | ☐ | ☐ | ☐ | ☐ | ☐ | ☐ |
| | a.m. | ☐ | ☐ | ☐ | ☐ | ☐ | ☐ | ☐ |
| | p.m. | ☐ | ☐ | ☐ | ☐ | ☐ | ☐ | ☐ |
| | p.m. | ☐ | ☐ | ☐ | ☐ | ☐ | ☐ | ☐ |

# Notes

# Medication Log Book

Week Starting : _____     Week Finish : _____

| Medication & daily dosage | Time | Mon | Tue | Wed | Thu | Fri | Sat | Sun |
|---|---|---|---|---|---|---|---|---|
| | a.m. | ☐ | ☐ | ☐ | ☐ | ☐ | ☐ | ☐ |
| | a.m. | ☐ | ☐ | ☐ | ☐ | ☐ | ☐ | ☐ |
| | p.m. | ☐ | ☐ | ☐ | ☐ | ☐ | ☐ | ☐ |
| | p.m. | ☐ | ☐ | ☐ | ☐ | ☐ | ☐ | ☐ |
| | a.m. | ☐ | ☐ | ☐ | ☐ | ☐ | ☐ | ☐ |
| | a.m. | ☐ | ☐ | ☐ | ☐ | ☐ | ☐ | ☐ |
| | p.m. | ☐ | ☐ | ☐ | ☐ | ☐ | ☐ | ☐ |
| | p.m. | ☐ | ☐ | ☐ | ☐ | ☐ | ☐ | ☐ |
| | a.m. | ☐ | ☐ | ☐ | ☐ | ☐ | ☐ | ☐ |
| | a.m. | ☐ | ☐ | ☐ | ☐ | ☐ | ☐ | ☐ |
| | p.m. | ☐ | ☐ | ☐ | ☐ | ☐ | ☐ | ☐ |
| | p.m. | ☐ | ☐ | ☐ | ☐ | ☐ | ☐ | ☐ |
| | a.m. | ☐ | ☐ | ☐ | ☐ | ☐ | ☐ | ☐ |
| | a.m. | ☐ | ☐ | ☐ | ☐ | ☐ | ☐ | ☐ |
| | p.m. | ☐ | ☐ | ☐ | ☐ | ☐ | ☐ | ☐ |
| | p.m. | ☐ | ☐ | ☐ | ☐ | ☐ | ☐ | ☐ |
| | a.m. | ☐ | ☐ | ☐ | ☐ | ☐ | ☐ | ☐ |
| | a.m. | ☐ | ☐ | ☐ | ☐ | ☐ | ☐ | ☐ |
| | p.m. | ☐ | ☐ | ☐ | ☐ | ☐ | ☐ | ☐ |
| | p.m. | ☐ | ☐ | ☐ | ☐ | ☐ | ☐ | ☐ |
| | a.m. | ☐ | ☐ | ☐ | ☐ | ☐ | ☐ | ☐ |
| | a.m. | ☐ | ☐ | ☐ | ☐ | ☐ | ☐ | ☐ |
| | p.m. | ☐ | ☐ | ☐ | ☐ | ☐ | ☐ | ☐ |
| | p.m. | ☐ | ☐ | ☐ | ☐ | ☐ | ☐ | ☐ |
| | a.m. | ☐ | ☐ | ☐ | ☐ | ☐ | ☐ | ☐ |
| | a.m. | ☐ | ☐ | ☐ | ☐ | ☐ | ☐ | ☐ |
| | p.m. | ☐ | ☐ | ☐ | ☐ | ☐ | ☐ | ☐ |
| | p.m. | ☐ | ☐ | ☐ | ☐ | ☐ | ☐ | ☐ |

# Notes

# Medication Log Book

Week Starting : _____          Week Finish : _____

| Medication & daily dosage | Time | Mon | Tue | Wed | Thu | Fri | Sat | Sun |
|---|---|---|---|---|---|---|---|---|
| | a.m. | ☐ | ☐ | ☐ | ☐ | ☐ | ☐ | ☐ |
| | a.m. | ☐ | ☐ | ☐ | ☐ | ☐ | ☐ | ☐ |
| | p.m. | ☐ | ☐ | ☐ | ☐ | ☐ | ☐ | ☐ |
| | p.m. | ☐ | ☐ | ☐ | ☐ | ☐ | ☐ | ☐ |
| | a.m. | ☐ | ☐ | ☐ | ☐ | ☐ | ☐ | ☐ |
| | a.m. | ☐ | ☐ | ☐ | ☐ | ☐ | ☐ | ☐ |
| | p.m. | ☐ | ☐ | ☐ | ☐ | ☐ | ☐ | ☐ |
| | p.m. | ☐ | ☐ | ☐ | ☐ | ☐ | ☐ | ☐ |
| | a.m. | ☐ | ☐ | ☐ | ☐ | ☐ | ☐ | ☐ |
| | a.m. | ☐ | ☐ | ☐ | ☐ | ☐ | ☐ | ☐ |
| | p.m. | ☐ | ☐ | ☐ | ☐ | ☐ | ☐ | ☐ |
| | p.m. | ☐ | ☐ | ☐ | ☐ | ☐ | ☐ | ☐ |
| | a.m. | ☐ | ☐ | ☐ | ☐ | ☐ | ☐ | ☐ |
| | a.m. | ☐ | ☐ | ☐ | ☐ | ☐ | ☐ | ☐ |
| | p.m. | ☐ | ☐ | ☐ | ☐ | ☐ | ☐ | ☐ |
| | p.m. | ☐ | ☐ | ☐ | ☐ | ☐ | ☐ | ☐ |
| | a.m. | ☐ | ☐ | ☐ | ☐ | ☐ | ☐ | ☐ |
| | a.m. | ☐ | ☐ | ☐ | ☐ | ☐ | ☐ | ☐ |
| | p.m. | ☐ | ☐ | ☐ | ☐ | ☐ | ☐ | ☐ |
| | p.m. | ☐ | ☐ | ☐ | ☐ | ☐ | ☐ | ☐ |
| | a.m. | ☐ | ☐ | ☐ | ☐ | ☐ | ☐ | ☐ |
| | a.m. | ☐ | ☐ | ☐ | ☐ | ☐ | ☐ | ☐ |
| | p.m. | ☐ | ☐ | ☐ | ☐ | ☐ | ☐ | ☐ |
| | p.m. | ☐ | ☐ | ☐ | ☐ | ☐ | ☐ | ☐ |
| | a.m. | ☐ | ☐ | ☐ | ☐ | ☐ | ☐ | ☐ |
| | a.m. | ☐ | ☐ | ☐ | ☐ | ☐ | ☐ | ☐ |
| | p.m. | ☐ | ☐ | ☐ | ☐ | ☐ | ☐ | ☐ |
| | p.m. | ☐ | ☐ | ☐ | ☐ | ☐ | ☐ | ☐ |

# Notes

# Medication Log Book

Week Starting : ———————————    Week Finish : ———————————

| Medication & daily dosage | Time | Mon | Tue | Wed | Thu | Fri | Sat | Sun |
|---|---|---|---|---|---|---|---|---|
| | a.m. | ☐ | ☐ | ☐ | ☐ | ☐ | ☐ | ☐ |
| | a.m. | ☐ | ☐ | ☐ | ☐ | ☐ | ☐ | ☐ |
| | p.m. | ☐ | ☐ | ☐ | ☐ | ☐ | ☐ | ☐ |
| | p.m. | ☐ | ☐ | ☐ | ☐ | ☐ | ☐ | ☐ |
| | a.m. | ☐ | ☐ | ☐ | ☐ | ☐ | ☐ | ☐ |
| | a.m. | ☐ | ☐ | ☐ | ☐ | ☐ | ☐ | ☐ |
| | p.m. | ☐ | ☐ | ☐ | ☐ | ☐ | ☐ | ☐ |
| | p.m. | ☐ | ☐ | ☐ | ☐ | ☐ | ☐ | ☐ |
| | a.m. | ☐ | ☐ | ☐ | ☐ | ☐ | ☐ | ☐ |
| | a.m. | ☐ | ☐ | ☐ | ☐ | ☐ | ☐ | ☐ |
| | p.m. | ☐ | ☐ | ☐ | ☐ | ☐ | ☐ | ☐ |
| | p.m. | ☐ | ☐ | ☐ | ☐ | ☐ | ☐ | ☐ |
| | a.m. | ☐ | ☐ | ☐ | ☐ | ☐ | ☐ | ☐ |
| | a.m. | ☐ | ☐ | ☐ | ☐ | ☐ | ☐ | ☐ |
| | p.m. | ☐ | ☐ | ☐ | ☐ | ☐ | ☐ | ☐ |
| | p.m. | ☐ | ☐ | ☐ | ☐ | ☐ | ☐ | ☐ |
| | a.m. | ☐ | ☐ | ☐ | ☐ | ☐ | ☐ | ☐ |
| | a.m. | ☐ | ☐ | ☐ | ☐ | ☐ | ☐ | ☐ |
| | p.m. | ☐ | ☐ | ☐ | ☐ | ☐ | ☐ | ☐ |
| | p.m. | ☐ | ☐ | ☐ | ☐ | ☐ | ☐ | ☐ |
| | a.m. | ☐ | ☐ | ☐ | ☐ | ☐ | ☐ | ☐ |
| | a.m. | ☐ | ☐ | ☐ | ☐ | ☐ | ☐ | ☐ |
| | p.m. | ☐ | ☐ | ☐ | ☐ | ☐ | ☐ | ☐ |
| | p.m. | ☐ | ☐ | ☐ | ☐ | ☐ | ☐ | ☐ |
| | a.m. | ☐ | ☐ | ☐ | ☐ | ☐ | ☐ | ☐ |
| | a.m. | ☐ | ☐ | ☐ | ☐ | ☐ | ☐ | ☐ |
| | p.m. | ☐ | ☐ | ☐ | ☐ | ☐ | ☐ | ☐ |
| | p.m. | ☐ | ☐ | ☐ | ☐ | ☐ | ☐ | ☐ |

# Notes

# Medication Log Book

Week Starting : _____          Week Finish : _____

| Medication & daily dosage | Time | Mon | Tue | Wed | Thu | Fri | Sat | Sun |
|---|---|---|---|---|---|---|---|---|
| | a.m. | ☐ | ☐ | ☐ | ☐ | ☐ | ☐ | ☐ |
| | a.m. | ☐ | ☐ | ☐ | ☐ | ☐ | ☐ | ☐ |
| | p.m. | ☐ | ☐ | ☐ | ☐ | ☐ | ☐ | ☐ |
| | p.m. | ☐ | ☐ | ☐ | ☐ | ☐ | ☐ | ☐ |
| | a.m. | ☐ | ☐ | ☐ | ☐ | ☐ | ☐ | ☐ |
| | a.m. | ☐ | ☐ | ☐ | ☐ | ☐ | ☐ | ☐ |
| | p.m. | ☐ | ☐ | ☐ | ☐ | ☐ | ☐ | ☐ |
| | p.m. | ☐ | ☐ | ☐ | ☐ | ☐ | ☐ | ☐ |
| | a.m. | ☐ | ☐ | ☐ | ☐ | ☐ | ☐ | ☐ |
| | a.m. | ☐ | ☐ | ☐ | ☐ | ☐ | ☐ | ☐ |
| | p.m. | ☐ | ☐ | ☐ | ☐ | ☐ | ☐ | ☐ |
| | p.m. | ☐ | ☐ | ☐ | ☐ | ☐ | ☐ | ☐ |
| | a.m. | ☐ | ☐ | ☐ | ☐ | ☐ | ☐ | ☐ |
| | a.m. | ☐ | ☐ | ☐ | ☐ | ☐ | ☐ | ☐ |
| | p.m. | ☐ | ☐ | ☐ | ☐ | ☐ | ☐ | ☐ |
| | p.m. | ☐ | ☐ | ☐ | ☐ | ☐ | ☐ | ☐ |
| | a.m. | ☐ | ☐ | ☐ | ☐ | ☐ | ☐ | ☐ |
| | a.m. | ☐ | ☐ | ☐ | ☐ | ☐ | ☐ | ☐ |
| | p.m. | ☐ | ☐ | ☐ | ☐ | ☐ | ☐ | ☐ |
| | p.m. | ☐ | ☐ | ☐ | ☐ | ☐ | ☐ | ☐ |
| | a.m. | ☐ | ☐ | ☐ | ☐ | ☐ | ☐ | ☐ |
| | a.m. | ☐ | ☐ | ☐ | ☐ | ☐ | ☐ | ☐ |
| | p.m. | ☐ | ☐ | ☐ | ☐ | ☐ | ☐ | ☐ |
| | p.m. | ☐ | ☐ | ☐ | ☐ | ☐ | ☐ | ☐ |
| | a.m. | ☐ | ☐ | ☐ | ☐ | ☐ | ☐ | ☐ |
| | a.m. | ☐ | ☐ | ☐ | ☐ | ☐ | ☐ | ☐ |
| | p.m. | ☐ | ☐ | ☐ | ☐ | ☐ | ☐ | ☐ |
| | p.m. | ☐ | ☐ | ☐ | ☐ | ☐ | ☐ | ☐ |

# Notes

# Medication Log Book

Week Starting : _____          Week Finish : _____

| Medication & daily dosage | Time | Mon | Tue | Wed | Thu | Fri | Sat | Sun |
|---|---|---|---|---|---|---|---|---|
| | a.m. | ☐ | ☐ | ☐ | ☐ | ☐ | ☐ | ☐ |
| | a.m. | ☐ | ☐ | ☐ | ☐ | ☐ | ☐ | ☐ |
| | p.m. | ☐ | ☐ | ☐ | ☐ | ☐ | ☐ | ☐ |
| | p.m. | ☐ | ☐ | ☐ | ☐ | ☐ | ☐ | ☐ |
| | a.m. | ☐ | ☐ | ☐ | ☐ | ☐ | ☐ | ☐ |
| | a.m. | ☐ | ☐ | ☐ | ☐ | ☐ | ☐ | ☐ |
| | p.m. | ☐ | ☐ | ☐ | ☐ | ☐ | ☐ | ☐ |
| | p.m. | ☐ | ☐ | ☐ | ☐ | ☐ | ☐ | ☐ |
| | a.m. | ☐ | ☐ | ☐ | ☐ | ☐ | ☐ | ☐ |
| | a.m. | ☐ | ☐ | ☐ | ☐ | ☐ | ☐ | ☐ |
| | p.m. | ☐ | ☐ | ☐ | ☐ | ☐ | ☐ | ☐ |
| | p.m. | ☐ | ☐ | ☐ | ☐ | ☐ | ☐ | ☐ |
| | a.m. | ☐ | ☐ | ☐ | ☐ | ☐ | ☐ | ☐ |
| | a.m. | ☐ | ☐ | ☐ | ☐ | ☐ | ☐ | ☐ |
| | p.m. | ☐ | ☐ | ☐ | ☐ | ☐ | ☐ | ☐ |
| | p.m. | ☐ | ☐ | ☐ | ☐ | ☐ | ☐ | ☐ |
| | a.m. | ☐ | ☐ | ☐ | ☐ | ☐ | ☐ | ☐ |
| | a.m. | ☐ | ☐ | ☐ | ☐ | ☐ | ☐ | ☐ |
| | p.m. | ☐ | ☐ | ☐ | ☐ | ☐ | ☐ | ☐ |
| | p.m. | ☐ | ☐ | ☐ | ☐ | ☐ | ☐ | ☐ |
| | a.m. | ☐ | ☐ | ☐ | ☐ | ☐ | ☐ | ☐ |
| | a.m. | ☐ | ☐ | ☐ | ☐ | ☐ | ☐ | ☐ |
| | p.m. | ☐ | ☐ | ☐ | ☐ | ☐ | ☐ | ☐ |
| | p.m. | ☐ | ☐ | ☐ | ☐ | ☐ | ☐ | ☐ |
| | a.m. | ☐ | ☐ | ☐ | ☐ | ☐ | ☐ | ☐ |
| | a.m. | ☐ | ☐ | ☐ | ☐ | ☐ | ☐ | ☐ |
| | p.m. | ☐ | ☐ | ☐ | ☐ | ☐ | ☐ | ☐ |
| | p.m. | ☐ | ☐ | ☐ | ☐ | ☐ | ☐ | ☐ |

# Notes

# Medication Log Book

Week Starting : ——————          Week Finish : ——————

| Medication & daily dosage | Time | Mon | Tue | Wed | Thu | Fri | Sat | Sun |
|---|---|---|---|---|---|---|---|---|
| | a.m. | ☐ | ☐ | ☐ | ☐ | ☐ | ☐ | ☐ |
| | a.m. | ☐ | ☐ | ☐ | ☐ | ☐ | ☐ | ☐ |
| | p.m. | ☐ | ☐ | ☐ | ☐ | ☐ | ☐ | ☐ |
| | p.m. | ☐ | ☐ | ☐ | ☐ | ☐ | ☐ | ☐ |
| | a.m. | ☐ | ☐ | ☐ | ☐ | ☐ | ☐ | ☐ |
| | a.m. | ☐ | ☐ | ☐ | ☐ | ☐ | ☐ | ☐ |
| | p.m. | ☐ | ☐ | ☐ | ☐ | ☐ | ☐ | ☐ |
| | p.m. | ☐ | ☐ | ☐ | ☐ | ☐ | ☐ | ☐ |
| | a.m. | ☐ | ☐ | ☐ | ☐ | ☐ | ☐ | ☐ |
| | a.m. | ☐ | ☐ | ☐ | ☐ | ☐ | ☐ | ☐ |
| | p.m. | ☐ | ☐ | ☐ | ☐ | ☐ | ☐ | ☐ |
| | p.m. | ☐ | ☐ | ☐ | ☐ | ☐ | ☐ | ☐ |
| | a.m. | ☐ | ☐ | ☐ | ☐ | ☐ | ☐ | ☐ |
| | a.m. | ☐ | ☐ | ☐ | ☐ | ☐ | ☐ | ☐ |
| | p.m. | ☐ | ☐ | ☐ | ☐ | ☐ | ☐ | ☐ |
| | p.m. | ☐ | ☐ | ☐ | ☐ | ☐ | ☐ | ☐ |
| | a.m. | ☐ | ☐ | ☐ | ☐ | ☐ | ☐ | ☐ |
| | a.m. | ☐ | ☐ | ☐ | ☐ | ☐ | ☐ | ☐ |
| | p.m. | ☐ | ☐ | ☐ | ☐ | ☐ | ☐ | ☐ |
| | p.m. | ☐ | ☐ | ☐ | ☐ | ☐ | ☐ | ☐ |
| | a.m. | ☐ | ☐ | ☐ | ☐ | ☐ | ☐ | ☐ |
| | a.m. | ☐ | ☐ | ☐ | ☐ | ☐ | ☐ | ☐ |
| | p.m. | ☐ | ☐ | ☐ | ☐ | ☐ | ☐ | ☐ |
| | p.m. | ☐ | ☐ | ☐ | ☐ | ☐ | ☐ | ☐ |
| | a.m. | ☐ | ☐ | ☐ | ☐ | ☐ | ☐ | ☐ |
| | a.m. | ☐ | ☐ | ☐ | ☐ | ☐ | ☐ | ☐ |
| | p.m. | ☐ | ☐ | ☐ | ☐ | ☐ | ☐ | ☐ |
| | p.m. | ☐ | ☐ | ☐ | ☐ | ☐ | ☐ | ☐ |
| | a.m. | ☐ | ☐ | ☐ | ☐ | ☐ | ☐ | ☐ |
| | a.m. | ☐ | ☐ | ☐ | ☐ | ☐ | ☐ | ☐ |
| | p.m. | ☐ | ☐ | ☐ | ☐ | ☐ | ☐ | ☐ |
| | p.m. | ☐ | ☐ | ☐ | ☐ | ☐ | ☐ | ☐ |

# Notes

# Medication Log Book

Week Starting : _____          Week Finish : _____

| Medication & daily dosage | Time | Mon | Tue | Wed | Thu | Fri | Sat | Sun |
|---|---|---|---|---|---|---|---|---|
| | a.m. | ☐ | ☐ | ☐ | ☐ | ☐ | ☐ | ☐ |
| | a.m. | ☐ | ☐ | ☐ | ☐ | ☐ | ☐ | ☐ |
| | p.m. | ☐ | ☐ | ☐ | ☐ | ☐ | ☐ | ☐ |
| | p.m. | ☐ | ☐ | ☐ | ☐ | ☐ | ☐ | ☐ |
| | a.m. | ☐ | ☐ | ☐ | ☐ | ☐ | ☐ | ☐ |
| | a.m. | ☐ | ☐ | ☐ | ☐ | ☐ | ☐ | ☐ |
| | p.m. | ☐ | ☐ | ☐ | ☐ | ☐ | ☐ | ☐ |
| | p.m. | ☐ | ☐ | ☐ | ☐ | ☐ | ☐ | ☐ |
| | a.m. | ☐ | ☐ | ☐ | ☐ | ☐ | ☐ | ☐ |
| | a.m. | ☐ | ☐ | ☐ | ☐ | ☐ | ☐ | ☐ |
| | p.m. | ☐ | ☐ | ☐ | ☐ | ☐ | ☐ | ☐ |
| | p.m. | ☐ | ☐ | ☐ | ☐ | ☐ | ☐ | ☐ |
| | a.m. | ☐ | ☐ | ☐ | ☐ | ☐ | ☐ | ☐ |
| | a.m. | ☐ | ☐ | ☐ | ☐ | ☐ | ☐ | ☐ |
| | p.m. | ☐ | ☐ | ☐ | ☐ | ☐ | ☐ | ☐ |
| | p.m. | ☐ | ☐ | ☐ | ☐ | ☐ | ☐ | ☐ |
| | a.m. | ☐ | ☐ | ☐ | ☐ | ☐ | ☐ | ☐ |
| | a.m. | ☐ | ☐ | ☐ | ☐ | ☐ | ☐ | ☐ |
| | p.m. | ☐ | ☐ | ☐ | ☐ | ☐ | ☐ | ☐ |
| | p.m. | ☐ | ☐ | ☐ | ☐ | ☐ | ☐ | ☐ |
| | a.m. | ☐ | ☐ | ☐ | ☐ | ☐ | ☐ | ☐ |
| | a.m. | ☐ | ☐ | ☐ | ☐ | ☐ | ☐ | ☐ |
| | p.m. | ☐ | ☐ | ☐ | ☐ | ☐ | ☐ | ☐ |
| | p.m. | ☐ | ☐ | ☐ | ☐ | ☐ | ☐ | ☐ |
| | a.m. | ☐ | ☐ | ☐ | ☐ | ☐ | ☐ | ☐ |
| | a.m. | ☐ | ☐ | ☐ | ☐ | ☐ | ☐ | ☐ |
| | p.m. | ☐ | ☐ | ☐ | ☐ | ☐ | ☐ | ☐ |
| | p.m. | ☐ | ☐ | ☐ | ☐ | ☐ | ☐ | ☐ |

# Notes

# Medication Log Book

Week Starting : ———————          Week Finish : ———————

| Medication & daily dosage | Time | Mon | Tue | Wed | Thu | Fri | Sat | Sun |
|---|---|---|---|---|---|---|---|---|
| | a.m. | ☐ | ☐ | ☐ | ☐ | ☐ | ☐ | ☐ |
| | a.m. | ☐ | ☐ | ☐ | ☐ | ☐ | ☐ | ☐ |
| | p.m. | ☐ | ☐ | ☐ | ☐ | ☐ | ☐ | ☐ |
| | p.m. | ☐ | ☐ | ☐ | ☐ | ☐ | ☐ | ☐ |
| | a.m. | ☐ | ☐ | ☐ | ☐ | ☐ | ☐ | ☐ |
| | a.m. | ☐ | ☐ | ☐ | ☐ | ☐ | ☐ | ☐ |
| | p.m. | ☐ | ☐ | ☐ | ☐ | ☐ | ☐ | ☐ |
| | p.m. | ☐ | ☐ | ☐ | ☐ | ☐ | ☐ | ☐ |
| | a.m. | ☐ | ☐ | ☐ | ☐ | ☐ | ☐ | ☐ |
| | a.m. | ☐ | ☐ | ☐ | ☐ | ☐ | ☐ | ☐ |
| | p.m. | ☐ | ☐ | ☐ | ☐ | ☐ | ☐ | ☐ |
| | p.m. | ☐ | ☐ | ☐ | ☐ | ☐ | ☐ | ☐ |
| | a.m. | ☐ | ☐ | ☐ | ☐ | ☐ | ☐ | ☐ |
| | a.m. | ☐ | ☐ | ☐ | ☐ | ☐ | ☐ | ☐ |
| | p.m. | ☐ | ☐ | ☐ | ☐ | ☐ | ☐ | ☐ |
| | p.m. | ☐ | ☐ | ☐ | ☐ | ☐ | ☐ | ☐ |
| | a.m. | ☐ | ☐ | ☐ | ☐ | ☐ | ☐ | ☐ |
| | a.m. | ☐ | ☐ | ☐ | ☐ | ☐ | ☐ | ☐ |
| | p.m. | ☐ | ☐ | ☐ | ☐ | ☐ | ☐ | ☐ |
| | p.m. | ☐ | ☐ | ☐ | ☐ | ☐ | ☐ | ☐ |
| | a.m. | ☐ | ☐ | ☐ | ☐ | ☐ | ☐ | ☐ |
| | a.m. | ☐ | ☐ | ☐ | ☐ | ☐ | ☐ | ☐ |
| | p.m. | ☐ | ☐ | ☐ | ☐ | ☐ | ☐ | ☐ |
| | p.m. | ☐ | ☐ | ☐ | ☐ | ☐ | ☐ | ☐ |
| | a.m. | ☐ | ☐ | ☐ | ☐ | ☐ | ☐ | ☐ |
| | a.m. | ☐ | ☐ | ☐ | ☐ | ☐ | ☐ | ☐ |
| | p.m. | ☐ | ☐ | ☐ | ☐ | ☐ | ☐ | ☐ |
| | p.m. | ☐ | ☐ | ☐ | ☐ | ☐ | ☐ | ☐ |

# Notes

Made in the USA
Las Vegas, NV
10 April 2024

88502711R00066